Mystery **33**

*Mystery **33***

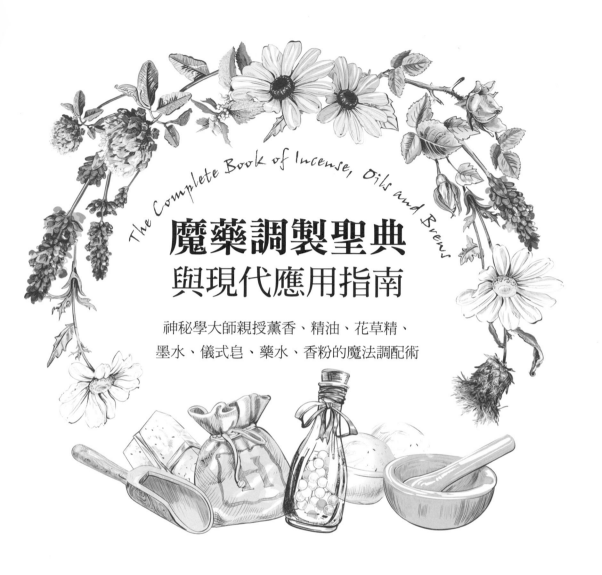

魔藥調製聖典
與現代應用指南

神秘學大師親授薰香、精油、花草精、
墨水、儀式皂、藥水、香粉的魔法調配術

The Complete Book of Incense, Oils and Brews

史考特‧康寧罕（Scott Cunningham）

著

張家瑞

譯

Mystery 33

魔藥調製聖典與現代應用指南：

神秘學大師親授薰香、精油、花草精、墨水、儀式皂、藥水、香粉的魔法調配術

原書書名	The Complete Book of Incense, Oils and Brews
原書作者	史考特・康寧罕（Scott Cunningham）
譯　　者	張家瑞
封面設計	林淑慧
主　　編	劉信宏
總 編 輯	林許文二

出　　版	柿子文化事業有限公司
地　　址	11677 臺北市羅斯福路五段 158 號 2 樓
業務專線	（02）89314903#15
讀者專線	（02）89314903#9
傳　　真	（02）29319207
郵撥帳號	19822651 柿子文化事業有限公司
投稿信箱	editor@persimmonbooks.com.tw
服務信箱	service@persimmonbooks.com.tw

業務行政	鄭淑娟、陳顯中

初版一刷	2021 年 3 月
定　　價	新臺幣 420 元
I S B N	978-986-99768-7-9

Printed in Taiwan 版權所有，翻印必究（如有缺頁或破損，請寄回更換）

臉書搜尋 60 秒看新世界

～柿子在秋天火紅 文化在書中成熟～

國家圖書館出版品預行編目 (CIP) 資料

魔藥調製聖典與現代應用指南：神秘學大師親授薰香、精油、花草精、墨水、儀式皂、藥水、香粉的魔法調配術 /
史考特 . 康寧罕 (Scott Cunningham) 著；張家瑞譯 .
-- 一版 . -- 臺北市：柿子文化，2021.03
　面；　公分 . -- (Mystery；33)
譯自：The Complete Book of Incense, Oils and Brews
ISBN 978-986-99768-7-9（平裝）
1. 芳香療法 2. 香精油

418.995　　　　　　　　　　　　　　　　110002050

關於本書的魔法調製藝術

幾世紀以來，人類利用各種薰香、調配精油、綜合藥草來為生活創造正面的變化。但今日，「運用魔法藥草來豐富我們的生活」這種想法，會被一些人嘲笑。不過，關於藥草香氛的最新研究證實，藥草對於人類的行為確實有強大的影響力，而且科學家也在研究，如何以各種方法把這些能量運用於對人類的普遍益處上。

魔法薰香、精油、藥膏和藥水等的實際配方，在以前是不外傳的秘笈，會與巫師的咒語書或魔法師的魔法書鎖在一起。這本書將為你揭開神秘的面紗，提供你實用、易懂的資訊，讓你練習這些鮮為人知的魔法調製方法。

史考特·康寧罕是舉世聞名的魔法藥草醫學專家，在一九八六年首次發行《薰香、精油和藥水的魔法》，而這本《魔藥調製聖典與現代應用指南》是該書的改寫與擴充版本。康寧罕採納第一版讀者的建議，增列了一百多種配方。第一版的每一頁都經過重寫，而且變得更明晰清楚，也增加了新的章節，以致新版本幾乎是原版的兩倍。

你將藉由本書得知如何製作屬於自己的薰香、精油、藥膏、墨水、花草精、藥草浴、沐浴鹽、藥水、儀式皂和香粉。你不需要添購特殊和昂貴的器材，而且這些原料也很容易取得。本書包含了各種藥草、原料購買、難以尋得的藥草之替代品的詳細資訊，以及字彙表和關於創造屬於你自己的魔法配方的章節。

康寧罕也提供了關於基礎魔法原理的重要資訊，教導你如何運用個人力量賦予藥草能量，讓它們幫你招來財富和戀情、療癒你自己和他人、提升心靈力量、提升靈性、促進身體能量和刺激心理活動等。

藥草魔法的秘訣是代代相傳下來的禮物，在這個科技發達的時代，仍然能用簡單的方法去挖掘自然中各種豐富的力量——透過藥草魔法。

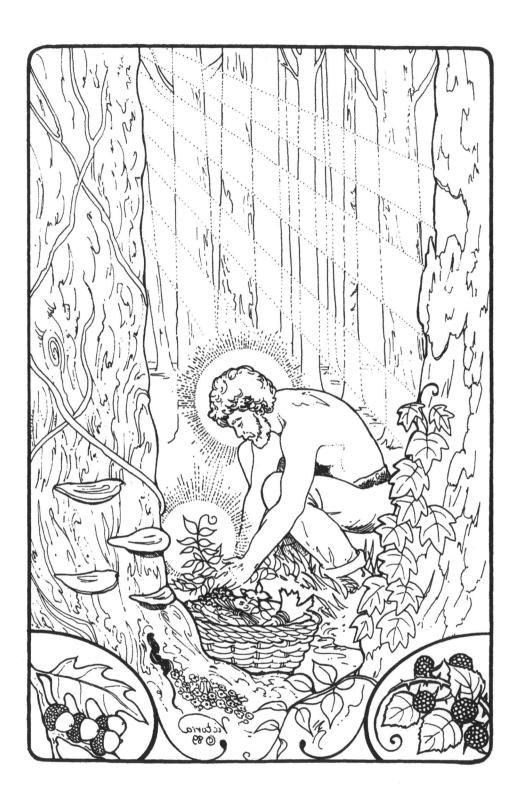

魔力推薦

　　幾個世紀以來，運用魔法藥草製成各種薰香，調製成精油，來豐富生活的想法，已經不再是祕傳少數人的神祕魔法，時至今日，這些實用易懂的生活魔術，已開始攻佔了願意認真善待自己內心花園的人們。

　　這些內心充滿美好和善良的人們，發現熟知藥草最好的方法，就是和它們好好相處，讓大自然的魔法來教導自己。色彩的世界也是如此，自然界的色彩力就是人類靈性意識的祖師爺，為人類的能量世界開啟了充滿魔力的篇章。過去遵從古法的巫師、術士、魔法師和睿智的藥女們，善用藥草、手印和咒音的能量，並以意念來引導，使得這些力量能夠迅速傳播出去，創造了心想事成的魔法。

　　今天這門古老的科學，主要被用以改善生活的品質，以及增加創造快樂生命的能力。我在接收自然界與神性的授能而自創品牌時，歷經了很多精油與香氣調配和神聖咒音的實驗，最後才調製出令人滿意的色彩、香味與意念灌注的能量品質。現在的我們，擁有這本實用的指引手冊，實在是一大福音，而這些魔法的運用，對於生活信念的培養，更是具有創造性的信心和勇氣。

　　當我們處在生活中的困境和煩惱而覺得難以走出時，與星辰、大地、自然界的宇宙能量校準調頻之後，就可以與內在的元素相呼應，而這種關於自身的鍊金蛻變旅程，只有自己親自體會和經歷，才能明白其中的奧妙與喜悅。

　　每個力量的傳出，都象徵著美好的生命力，當你啟動了這個不可思議的力量時，相對的，你也會感動於天地的廣大以及人類的渺小。越謙遜，越自在，越喜樂，越自由。讓我們一起共勉、共創、共享、共好！

　　　　　　上官昭儀 / 名色香華五行油研發人、ICEM 色彩能量管理學創辦人

　　約十年前踏上手工皂之路的時候，完全沒有意識到，當時以為是「被化學變化吸引」的我，製作「淨化」物品竟只是覺醒之路的開始！隨著精油、香藥

草與廚房香料們一路蹦蹦跳跳來到我的身邊（其實它們一直都在），我漸漸重啟了我與植物療癒能量的連結。

這些年陸續有出版社引入西方 Wicca 相關書籍，我因此接觸到史考特‧康寧罕與其他前輩的著作。接獲邀請推薦書籍的時候，初期以為這分明超出我的守備範圍，但慢慢的，在閱讀與生活實踐中我理解了，這些都是宇宙在我的路途中置放的提示，提醒我這一生的任務。

史考特‧康寧罕是早逝的英才，三十六歲便離世，在魔藥學界活躍的十三年間，出版了超過二十本魔藥學相關書籍，至今仍深深影響著後輩們。《魔藥調製聖典與現代應用指南》內容從薰香、藥膏、墨水、酊劑，到藥草浴、沐浴鹽、儀式皂，及各種香粉、香包的配方，看完這本書，幾乎就可以執行一輩子的藥草女巫任務了。

Wicca 傳統裡面有很多的儀式配方，但史考特並不綑綁讀者，他筆下的自然魔法，充分展現他對藥草香氛魔力的深刻理解。他鼓勵大家應該要因應自己的空間、材料取得難易度，還有個案的特質，來調整配方與儀式。

讀這本書，彷彿史考特大師本人跨越時空而來，在你耳邊細心又幽默的指點迷津，如何調配這些充滿香氛的儀式與療癒配方。

你可以利用本書的內容，去進行啟動、淨化、顯化、療癒，製作對應的護身符、元素能量和星座配方。在大師循循善誘之下，理解原理，進而開發出自己專屬的魔藥配方，這才是屬於你的真正的魔法。

女巫阿娥/芳療與香草生活保健作家

著作等身的魔法作家史考特‧康寧罕的各種類著作中，最為實用、也最受魔法實踐者們討論而歷久不衰的經典之一──《魔藥調製聖典與現代應用指南》，肯定是所有魔法入門者，或是有志於魔法實踐的人們，應該詳讀的一本著作。因為這不是一本教科書，而是實作指南。在書中詳細討論著各種魔法製作物，如魔法油、魔法酊劑、魔法香粉等等，討論它們的實際功效，以及如何製作，甚至公開了非常多種類的個人配方。

根據史考特‧康寧罕的個人靈性經驗以及巫術學習，這些配方都具有極為明顯的效果，從書中我們可以發現，實踐魔法並沒有想像中的困難。也非常建

議搭配他的其他經典作品一起閱讀，因為這樣才有可能完整了解他面對自然魔法時的態度，也唯有這樣，才有辦法更深入的了解整個魔法運作的方式，從而創造出自己的配方與產品。

在書中，我們也可以看見大師引導我們如何將精神力量與物質連結在一起，這些看起來就在身邊的自然物，其中竟然蘊藏著諸多魔法，只要我們能夠學習如何製作，如何將自己的精神力量與之連結，最後就能理解如何應用在生活之中。

當然，也不是做了這些魔法產物之後，就不用認真生活，畢竟魔法是現實生活的輔助與調劑，如果想要過好生活，還是要自己好好找到在現實世界生活的方式。不過，相信有了這本《魔藥調製聖典與現代應用指南》之後，會讓使用者的魔法生活更為多采多姿。

思逸 Seer / 荒人巫思手抄格主

如果你對花草的神秘力量感興趣，絕對不能錯過史考特‧康寧罕的書。他的人生就是一則傳奇，這位天才研究者和寫作者，僅僅花費數年，就在三十出頭的歲數，便躋身二十世紀最重要魔法專家之列，成為藥草魔法（Herbal Magick）由傳統過渡到現代的關鍵人物，以及「個人化魔藥」的奠基者。

我甚至可以大膽推測，如果沒有康寧罕，當代的「魔法產業鍊」或許根本不會存在。

在康寧罕諸多本著作中，這一本堪稱易讀性最高、實作性最強。當你打算成為一位巫師，第一個遇上的關卡，通常是「材料取得問題」，古籍記載的詭異藥草真的存在嗎？想遵照古法卻找不到道具怎麼辦？作者提出了化繁為簡的解決之道——運用精油！在成書的一九八九年，這還是非常革新的做法，到了如今，芳香療法和魔法合流卻已成為半個顯學。

《魔藥調製聖典與現代應用指南》中譯本的面世，不只令神秘學圈子興奮不已，對精油愛好者而言，更別具意義。坊間流傳甚廣的魔法油產品，常以這本書的配方為基礎，只是稍加修改變化而已，它是超便利的配方大全（居然連替代材料都幫忙找好，設想周到），也是查今知古的有趣史料，你會發現，現代芳療中的許多經典用法，其實都引用自傳統巫術或神話。

只要敞開心胸，任何人都能像康寧罕一樣，從此在大自然和超自然之間遊走自如！

許怡蘭 Gina Hsu ／ 華人芳療圈知名講師及作家

史考特‧康寧罕是當代相當有名也十分重要的神祕學研究者，有非常豐富的相關著作，書中配方都是他本人實作與研究的集大成，是現代研究魔法愛好者的必讀參考書。只可惜天妒英才，史考特相當早就離世，不然我們一定能看到更多偉大的著作。

本書除了魔法油外，介紹了更多種魔法「介質」，你能製作墨水、薰香、藥膏，甚至是魔法肥皂。很適合見習魔法師們做為魔藥配方的基礎學，先依據書中的教學實作，再研發自己版本的魔藥，讓你運用各式各樣的魔法配方來達成願望。

使用魔法代替品列表中星座與行星的象徵藥草時，需要搭配更多對藥草的背景知識，才能讓效果更到位，關於這一點，讀者可以參考其他史考特已出版的著作。

植物系女巫 -Claudia ／ FB 粉絲專頁「Claudia Studio- 女巫的塔羅‧芳療」版主

閱讀《魔藥調製聖典與現代應用指南》這本書的過程，是魔幻且充滿美麗的。正如同這本書本身想要傳遞的純淨正面能量一般，當我閱讀完本書時，竟然發現自己不自覺的嘴角上揚，一種全然的喜悅穿透身心，彷彿被一股更高的能量所洗滌一般，由衷的感佩與讚賞之情，由心中湧現。

是的，我發現自己正在落實本書中的魔法，只是我自己不自知！

在我的生活、教學與事業裡，經常需要調製各式各樣的芳香，香水、香氣油，以及香草包。面對我的可能是一位煩惱的媽媽，她不知道該怎麼幫助孩子更集中精神在學習上；有時是為自己睡眠品質所苦的上班族，他們希望藉由芳香的調配，來改善睡眠品質；有時則是受到婆家或丈夫忽視冷落的媳婦，她們長年有無法愛自己的問題，胃腸也長期受到消化不良所困擾。

　　當我在為他們調製香氣時，心中總是會為手中的調配香氣進行淨化與祝福。我會祝福香氣本身，同時也會觀想這瓶香氣能夠為我的客戶帶來更好的生活——更多的喜悅、寧靜、愛與平衡。

　　我只是很直覺的這麼做。當我將香氣瓶交給客戶時，我擁有信任。我知道這瓶香氣帶有愛的力量，客戶一定會感受得到。而奇妙的是，當收到香氣的客戶開始使用我調製的香氣後，每一個人都會告訴我，「好開心，困擾的問題改善了！」無論是身體與心靈的問題，沒有一次例外。

　　看完這本書以後，我才知道，原來我也正是在啟用魔法。作者如是說：「魔法是一種愛的行為，是為我們的生活帶來光明與秩序的一種方法。」在藥草魔法中，個人力量與植物內在的力量必須結合，並賦予它們目標與方向，藥草魔法就能創造你需要的改變。

　　花草自有本心，萬事萬物皆有能量。透過燻燒植物、藥水煮沸與精油釋出芳香，我們邀請植物的魔法進入生命中。

　　這本書讓我們知曉最了不起的老師是植物本身。我們必須懷抱著謙卑的心，去接近植物，虔誠地使用植物，並與誠摯的本心連結，魔法就能夠點亮，閃閃發光！

　　非常感謝柿子文化給我這個機會認識這本好書，也由衷的推薦給您，但願你們也能從這本書裡，在多采多姿的香氣魔法配方中，找到人生的解藥。

簡佳璽 / 香氛藝術家、SCENTOF 香氣品牌主理人

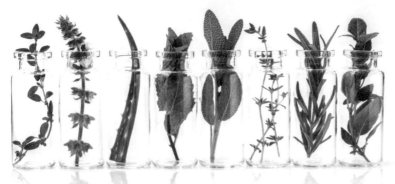

目 錄 CONTENTS

藉由焚燒薰香，魔法師用以促進儀式意識，喚起並引導個人能量時所需要的心智狀態。
共收錄了 151 款配方，包含通靈薰香｜事業薰香｜勇氣薰香｜夢薰香｜死亡天使之火｜賭博薰香｜療癒薰香｜戀情薰香｜預知夢薰香｜保護薰香｜通靈眼薰香｜學習薰香｜小偷薰香｜財富薰香……

以精油來施行魔法這種古老的行為，可以往前追溯到幾千年前。
共收錄 62 款配方，包含星座精油｜通靈之旅精油｜事業成功精油｜來見我精油｜快捷財精油｜面試精油｜戀情精油｜力量精油｜保護精油｜性能量精油｜睡眠精油｜幻影精油｜財富精油……

魔法師通常會把藥膏塗抹在身體上，藉以產生各種魔法變化。
共收集了 20 款配方，包括驅邪藥膏｜飛天藥膏｜療癒藥膏｜解咒藥膏｜情慾藥膏｜通靈力量藥膏｜財富藥膏｜青春藥膏……

這裡收錄 8 款魔法藥水配方。墨水最好用的地方，在於它能夠將我們魔法目標的象徵或影像，轉變成可見的形式。而這些圖形在魔法儀式中，被用來激起、設計和傳送個人能量的活動焦點……

花草精是透過嗅覺來刺激意識，其製作方法是將乾燥的植物原料浸到酒精裡，其效果跟精油一樣棒！
收錄的配方共 6 款：守護花草精｜身心健全花草精｜戀情花草精｜招財花草精｜神聖花草精｜第三眼花草精。

新版序

　　我從好幾年前就開始蒐集魔法香氛的東西，包括：薰香、精油、香包，以及其他與神秘儀式有關的藥草製品。為了拓展大眾對各種魔法藥草醫學的興趣，我決定在本書中納入墨水和藥膏等不太受矚目的題材。我在一九八五年完成這本書，次年 Llewellyn 出版社就發行了《薰香、精油和藥水的魔力》。

　　即使這本書已經交稿了，但我知道在這個主題上還有許多可以述說的內容，因此繼續研究藥草醫學的神秘技藝。隨著知識的增長，我知道這本書需要大幅的擴充。

　　於是這個新版本誕生了。它仍然保留了大部分的原始資訊，但在形式上更完整，裡頭新增了一百多種配方，而且大部分包含了第一版的許多讀者想知道的成分比例。

　　本書的每一頁、每一章都重新寫過，使內容更清晰易懂，也增加了好幾篇新的章節：

　　第四章「魔藥成分」檢視了用於創造藥草複合物的常見與罕見的植物性素材和精油，以及一些推薦的替代品。

　　第五章「創造你自己的魔力配方」是一篇指南，裡面有深度的探討，以及循序漸進的指引。

　　「花草精魔方」篇章審視了以酒精吸取植物芳香的技巧，是萃取精油的另一種簡單方法。

　　「儀式皂」篇章詳述創造咒語香皂的簡易方法，可用於各種魔法目標，而且不必使用鹼液或油脂。

　　「魔法香粉」篇章探討多種藥草磨細後的複合及獨特用法。

　　第三部分取代上一版的第十三章，內容包含關於適當替代品的一段長篇範例，以及經過大幅擴充的一些表單。有一項新的特色是特定替代品清單，例如：以莪草替代茄科植物、以雪松替代檀香。

　　此外，本書也附上一份界定各種專有名詞的詞彙表，以及包含所有植物及其拉丁學名的植物名稱索引。

　　這一版的原稿篇幅，幾乎是前一版的兩倍。雖然我仍在學習當中——這也是當然的——但是我覺得《魔藥調製聖典與現代應用指南》可以做為這個主題裡一本無所不包的入門書。

　　儘管這本書應該要和《魔藥學：魔法、藥草與巫術的神奇秘密》一起閱讀和使用，但它也可以單獨使用。

　　畢竟，最了不起的老師是藥草本身，文字只是在反映出它們的訓示。如果我們想知道大地的秘密，就必須向植物、花朵和樹木學習。本書就是引導大眾走向這條道路的指示牌。

　　所以，你要和植物接觸，將它們引進你的生活，並且發現它們的能量。當薰香燻燒、藥水煮沸和精油釋出芳香時，將它們的能量引入你的體內。

　　儀式藥草醫學是古早以前的先人所流傳下來的贈禮：一項接觸大自然的遠古技藝。秘密就在那兒等著人們去發掘。

史考特・康寧罕
加州聖地牙哥
一九八七年十月三十一日

前言

　　數千年以來，我們的祖先一直使用藥草來創造各式各樣的魔法物質。他們把珍貴的藥膏祕藏在角質容器或水晶瓶裡，需要時塗抹在身上，以產生魔法效果。他們啜飲藥水或將藥水噴灑在身上，以防止邪惡或不好的事情。他們把芳香的樹皮和木頭扔到發熱的煤炭上，以釋出香氣和力量。

　　這些香包、藥膏、藥水、薰香和精油的真實配方，往往被祕藏在巫師的咒語書和魔法書裡，甚至深藏在他人無法觸及的大腦裡。但是，一旦你進入到「智者們」如星光般閃耀的魔法圈裡，這些祕密配方就擺在眼前，供學習者用於儀式、咒語和日常生活中。

　　今日，當那層神祕、朦朧的面紗已被揭開，所有的祕密都可以用魔法的古老方式來分享之後，人們愈來愈需要有一本廣博的魔法配方專書，它能夠滿足將古老的藥水和薰香混合使用的人，這不只是為了魔法上的目的，也是為了實作時的純粹樂趣。

　　於是，這本書誕生了。幾乎沒有多少人知道要怎麼混合薰香，但這在魔法和宗教世界裡，曾經比精油重要許多。人們一提及巫師，就會想到大釜和藥水，儘管大眾有這樣的刻板印象，但是製作藥水的技術似乎就跟藥膏一樣，已經漸漸失傳了。

　　所以，這本書想引領大眾一窺鮮為人知的魔法調製術。這種調製術不是用來滿足我們的口胃之慾，而是用來豐富和促進我們及所關愛之人的生活。

　　尤其是，本書不會像別的書那樣出現詛咒或「邪惡」的配方。

　　這些配方最初是源自於歐洲的魔法和威卡資源。我故意刪掉所謂的「巫毒」配方，因為它們很常出現在其他書籍裡。我也盡量不納入近五十年左右不斷出現在各種出版品中的配方。

　　出現在本書中的配方，有些是我的老師們傳授給我的，有的是朋友分享的舊手稿，有些是視需要而改進過的。其中有些配方確實很古老，但是在妥善的配製及授能和使用之下，效果會非常好。

　　熟悉藥草的最好方法，就是和它們好好相處，讓它們來教導你。

　　複合薰香、精油及藥水，是能使你得到最大收穫的藥草魔法學習工具。

　　有些人也許會發現一件有趣的事情，那就是，在科技發達的今日，仍有許多人會向大地、藥草和魔法尋求幫助。人們會寫電腦程式來施咒，在發光的陰極射線管（電子映像管）上蝕刻符文，並且等待著魔法來令我們的雙眼驚艷。

　　但是，遵從古法之人（巫師、術士、魔法師和睿智的女性）會把芳香的精油倒入熱水缸中，點燃薰香和飲用藥水。他們用藥草、手勢和言詞來編織咒語，運用蘊藏在自然產物中簡單但強大的力量，並且以意念來引導它們。於是力量迅速傳開來，形成魔法。

　　因為藥草魔法是大自然的東西，所以它只需要自然的工具。本書中包含了最強大的藥草魔法：保護薰香、愛情精油和療癒沐浴。這些都是我們能夠用來改變生活且因此改變自己的工具。

　　願大家的改變之路歡欣愉快。

警　語

本書中有些配方含有危險成分，那些配方都附有警告文字（如「當心！」），而且每一種有害物質旁都以星號（＊）標示。如果服用、飲用那些藥草（天仙子、聖誕玫瑰、紅豆杉等），或將它們塗抹在皮膚上，或燃燒薰香時吸入，可能會中毒或致命。在任何情況下使用這類成分時，一定要多加留意。

事實上，為了安全起見，這類東西最好都不要使用。關於有害藥草的販售和使用，大部分都受到法律的限制，所以持有這些東西可能要冒著很大的風險。

本書會納入含有這類藥草的配方，是因為它們很傳統，但是也會附註充分的警語，讓笨到想嘗試毒物混合的人無法不去注意其危險性。

此外，在植物檢索表裡，會根據植物的安全性來做標示。

標示「✕」的植物絕對不能吃，標示「△」的植物應小心使用，因為它們可能對某些特殊健康狀況的人有不良影響（例如糖尿病患者、使用單胺氧化酶抑制劑、腎臟病患者等）。標示「＋」的植物不能於懷孕或哺乳期間使用。

其他注意事項

精油、薰香、沐浴鹽、香皂、花草精、香包和香粉，絕對不可吞食。

精油一定要稀釋後才能使用，並且要放在兒童拿不到的地方。如果有過量使用的情況，要打電話給毒物防治中心。

許多植物和精油都具有毒性，我們對於植物的特性還沒有全面了解，因此要以謹慎、尊重的態度來使用藥草和精油。植物是藥，請用最新的藥草參考書來檢查用在你身上的每一樣東西。

本書所包含的資訊僅限於參考，不能做為法律、醫學或心理學方面的建議。若有這些方面的問題，請向律師、醫師或心理醫師諮詢。

基本原理

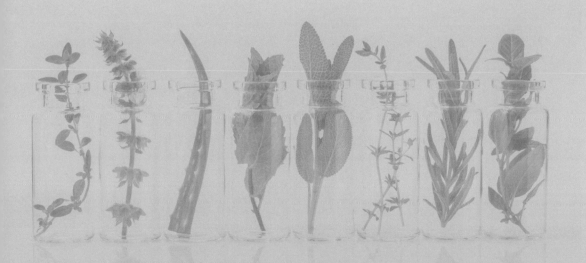

魔法

魔法是最古老的科學副產品，比天文學、化學或生物學更加古老，這種「科學」是對大自然最早的研究。是什麼造成季節輪替、潮汐起落，以及所有生物的出生與死亡？

當人類發現存在自己周圍的不可見力量時，魔法——運用大自然能量來造成需要的改變——就產生了。早在重力、電流和磁力的名詞被創造出來之前，人類就察覺到它們的效應。堅果掉落到地上；閃電擊中樹木；在乾燥的氣候下拿東西劃過動物的皮毛，會閃出火星；含金屬的岩石會詭異地吸住少量的鐵。

但是，這些古代人類的發現，有些尚未被科學準則接受。他們感應到人類和一些特定地方之間、人類和大地之間的連結。他們憑直覺知道在植物、動物和石頭內蘊含著力量。他們感覺到自己的體內含有可以根據意志和需要而流動的能量。

經過幾世紀的實驗、錯誤和啟發，魔法誕生了。魔法漸漸演化成個人力量的一項工具，那是一種能夠幫助、亦能傷害的驚人潛力。

魔法的力量源自於大地本身，也源自於星辰和天體。它存在於風中、岩石和樹木裡，也存在於火焰、水和我們的體內。喚起及引導這種力量，便是在施行魔法。

藥草魔法是運用植物力量的一種特殊方法，這就是薰香、精油、沐浴鹽、藥水和花草精所涉及的範疇。施行藥草魔法很簡單，過程也許是在彩色蠟燭上塗抹芳香精油，放到燭臺上，點燃它，然後觀想你的魔法需求。

比較複雜的儀式也許需要好幾支蠟燭、許多精油、薰香、吟誦、儀式服

裝，所有一切都要與你的目的和諧一致。藥草魔法可以簡單，也可以複雜，一切都由你來決定。

這是一種個人藝術，所以施行者當然必須親自參與，但這可不是魔術師在變戲法。只有願意把手弄髒去親自執行藥草魔法的人，才能夠快速地改善自己、促進生活。

這本書是儀式藥草製作和配方的手冊。雖然這些混合物本身就含有能量，但是當它們與簡單的儀式結合使用時，效果更是好的不得了。

如果你才剛接觸魔法，也許會想問：「太棒了，那麼，我要怎麼使用這些東西？」

雖然在第二部分才會寫到每一種調配配方的指導，但是這裡先說明魔法的一些基本原理。

不傷害任何人

為什麼要以這一點做為開端？因為**這是所有魔法最基本、不可妥協的規則：不傷害任何人**。不傷害你自己，不傷害你的對手，不傷害任何人。

對我來說，魔法是一種愛的行為，是為我們的生活帶來光明和秩序的一種方法。對於其他大多數的魔法從事者來說也是如此，但是對有些人而言就不是這樣。

許多人太過投入於魔法之中，因為他們把魔法視為一種強大的武器，可以用來對付嘮叨的老闆、不忠實的朋友和伴侶，以及一大堆想像中的敵人。

他們很快就會認清事實。

如果你想控制或操縱別人，要別人屈服於你的意志，那麼魔法不適合你。如果你想傷害、打擊，甚至殺害他人，魔法也不適合你。如果你想強迫他人愛上你或和你纏綿，魔法就是不適合你。

並不是沒有企圖以魔法嘗試這些事情的人，他們當然存在……一段時間。然後，因為某種理由，他們悄悄地消失在日落的餘暉中。

有些業餘的邪惡魔法師（實際上也沒有其他類別）往往會這麼想：「嘿！我可以對那個人施展魔法，自己卻不受到任何損害。因為我受到了嚴密的保護，哈哈！」

　　也許他們受到了能夠抵擋任何外在負面力量的魔法的保護，但是，這些魔法保鑣無力抵禦那些最終會將它們徹底擊垮的攻擊。這種「詛咒」來自於何處？答案是來自於內在。

　　施展傷害性的魔法，會喚起一個人最黑暗、最危險的內在。沒有超級英雄會為了撥亂反正而對邪惡魔法師下詛咒，沒有魔法仙子會揮舞魔法棒來制服邪惡魔法師。**誤用魔法的人會對自己造成詛咒，因為他們解開了被鎖於內在的強大邪惡能量。**這股邪惡能量最後必定會反噬回去，只是遲早的問題。

　　所以，如果你打算這樣利用魔法的話，再好好想想吧！

　　魔法仍有被不小心誤用的時候，無論是威脅要詛咒別人，或是假裝你能夠執行這樣的動作，都會違反「不傷害任何人」的規則，即使你不是真的想這麼做。在心裡傷害別人，就跟實際造成精神或身體上的傷害一樣糟糕，而且最後會導致那些說大話的人詛咒到自己。

　　為了發生親密關係而承諾別人要教導他們魔法的秘密，是另一種讓你自己招致禍害的保證。

　　這些都是事實，不是個人見解。一切由你自己決定。

為他人付出

　　你的一位朋友生病了，而你想要幫忙。在為那位朋友執行任何療癒儀式之前，最好先問問對方是否想要你這麼做。要遵從對方的願望。

　　如果你想為別人進行任何儀式也是一樣，要先取得對方的同意，即使那是好玩的儀式。為他人施做正面的魔法，但對方並不想要，或是還沒準備好接受結果，那就是一種控制慾。

　　所以，要確定你真的不會傷害到任何人，在為他們把藥草混合起來以前，先問過對方。

目標

　　保護住家、健康、愛、金錢，這些都是良好的魔法標的或意圖。所有魔法

的中心都要有一個目標，沒有目標，就沒有必要進行儀式。目標不一定都是物質性的，有些儀式是用來幫助魔法師做精神上的調和——與神祇調和，如果你想要的話。有些儀式是用來強化感應力（潛意識心智）或心理警覺性（意識心智）的。

當魔法師眼前有一個目標時，她／他通常會依照自然法則的方法去取得。如果這些方法失敗了，才會進行儀式。

但顯然，有些目標不能透過一般的工具來達成。在遇到這種狀況時，就用得上魔法了。

力量

在魔法中產生作用的力量，就存在於我們體內，也存在於藥草、石頭和大地上其他的自然產物之內。

力量不是凶惡、危險，甚至邪惡的，也不是超自然的。**魔法力量就是生命本身的力量。**

你在經過長時間的運動之後會感到疲倦，為什麼呢？因為你的身體已經釋放出很多能量了。

花朵在被剪下而離開泥土之後便會提早凋零，因為它再也不能從泥土中得到能量（以營養素的形式）。

這就是在藥草魔法中所使用的能量：個人力量和植物內在的力量。將這兩種力量結合，把它們從內部引導到外頭，然後賦予它們目標和方向，藥草魔法就能創造你所需要的改變。

在藥草魔法中（或是任何形式的魔法），我們必須喚起和釋放這種能量。達成這個目的的方法有很多種，最有效的方法之一便是透過你的情緒。

為什麼要進行魔法儀式？通常是因為需要。如果你極度需要、也極度想要某個東西，你的個人力量就會往那個目標集中。在混拌薰香時，你也將那個力量混拌進去了。在點燃蠟燭的時候，你就是在用那個力量點燃它。

許多儀式之所以沒有效，確實是因為魔法師沒有專注於手上的工作，或者她／他只是需要某個東西，但不是真的想要它。不管是哪種情況，個人力量都不會正確的轉換到薰香、精油或藥水之中，所以才沒產生效果。

這不表示藥草和香味本身不具威力，它們是有威力的。就像車子不經發動就不會移動一樣，**藥草混合物也需要以個人力量來「啟動」它們。**

在此提供一點方針：專注於你正在做的事。如果你在為一位朋友碾碎要用於療癒薰香的迷迭香，就在腦海中想著那位朋友健康的模樣。在為自己招財而調配精油時，就專注於調配精油的事情。

如果你能夠形成清晰的心靈畫面，就在準備儀式和進行儀式的期間做魔法觀想。用你心靈的雙眼看到混合物是有效的，看到它已經完成了工作，這會讓你的個人力量流入藥草之中。在儀式裡，由藥草釋放出來的力量會與你自己的力量結合，然後實現你的魔法需求。

魔法觀想是「迅速啟動」藥草混合物最好的方法，但是如果你無法做適當的觀想，也別擔心。只要專注於你需要的目標就行了，藥草自然會做它們該做的事。

祭壇

祭壇是魔法實踐的核心。它不見得是宗教聖壇，儘管在魔法中運用的那些力量是每個宗教的中心（開啟魔法、宗教和神祇本質的鑰匙）。祭壇就是一個平坦的區域，你可以在那裡運用藥草及進行魔法儀式。

雖然魔法能夠（也應該）視需要在任何地方進行，但是若能讓室內魔法在一個特定的地方舉行，可以做得最好，因此，建議你創建一個永久祭壇或工作區，所需要的不過就是在一個不起眼的角落擺上一張小茶桌。

理想上，它最好是一個能讓物品擺放好幾天的地方，因為有些咒語需要那麼長的一段時間來運作。

雖然許多藥草魔法師會使用有顏色的布把祭壇蓋住，但這不是必要的。花俏的工具也是，例如昂貴的薰香和閃閃發亮的銀燭。你所需要的只是一個樸實無華的空間（最好是木製的）。

如果你想在祭壇上點燃蠟燭以讚頌高等能量，做就是了；以鮮花供奉神祇也是類似的意義。

為了達到最好的效果，魔法應該令自己滿意，所以要創造一個能讓你產生動力的祭壇。

時間的安排

　　從前，當人類隨著大自然的週期而調整生活方式時，他們很重視魔法時間的安排。愛情符咒（以及所有建設性的儀式）施展於月盈時（也就是從新月變成滿月的期間）。與摧毀疾病、害蟲和麻煩有關的符咒，最好在月虧時進行（滿月變成新月的期間）。

　　然後，在決定對魔法儀式最有利的時間之時，要把一天裡的什麼時辰，一週裡的哪幾天，甚至一年裡的哪些月份和季節，都納入考量。假如魔法師具有天文學知識，也會講究星辰的方位。

　　在幾百年前，像這麼複雜的魔法時間安排，已經超過了許多不識字的農耕家庭和一般民眾的能力，儘管他們慣常實行大量自然魔法。如果家中的幼兒生病了，母親不能等到兩週後出現正確的月相時才施行魔法。她會在需要時靠著紮實的知識（而非信念）施咒。

　　現在，時間的安排對於某些藥草魔法師來說仍然很重要。但我覺得，除了一些罕見的情況外，這種做法已經過時了。在魔法中，我們與流經體內、藥草和色彩的宇宙能量共同合作。因為它們是宇宙能量，所以在起源、範圍和影響力上是遍及全宇宙的。

　　如果有人告訴我說，他們無法把儀式辦得很成功，是因為剛好遇上月虧。我會告訴他們，繞著另一顆行星運轉的另一顆月亮正逢月盈，所以這兩者會相互抵消。

　　這是我對魔法時間安排的看法，但如果你覺得時間安排是一項必要條件，當然可以遵照以前的方式去做。

工具

　　魔法工具可以從家裡取得、郵購，或是靠自己簡單地製作。大部分的藥草魔法和藥草處理，至少應該具備以下幾項工具：

- 一套研缽和杵（用來碾磨藥草）
- 一個大的非金屬材質的碗（用來混拌）

- 一支小湯匙（用來做薰香）
- 一個香爐（用來燻燒薰香）
- 一根滴管（用來混拌精油）
- 一個非金屬材質的平底鍋（用來煮藥水）
- 一個小漏斗（用於精油）
- 幾塊自燃炭磚
- 紗布（過濾藥水和花草精）
- 彩色棉布和棉毛線（做香包）
- 蠟燭和燭臺
- 一堆空罐子（存放藥草製品）

基本符咒

我們以療癒儀式做為魔法如何發揮作用的範例。如果這個符咒是要給某個朋友的，你要先問過她／他，並且取得對方的同意之後才能施咒。

把一個香爐、一份療癒精油、一支紫色或藍色蠟燭，擺到你的祭壇上。你在祭壇前要鎮定且平靜（而且室內要安靜），然後點燃炭磚，把它放到香爐裡，接著往炭磚上撒一點薰香。當香爐飄出香氣和許多煙霧時，你要全心專注在療癒的魔法目標上。

在腦海中清楚地觀想你自己（或生病的朋友），不要看到疾病，而是觀想完全健康的狀態。如果生病的想法跑到你的腦海裡，立刻拋開它們，它們只會妨礙你的魔法。

打開精油，此時你仍專心地觀想你或朋友，然後用精油沾溼右手的兩指。左手拿著蠟燭（或右手，如果你是左撇子的話），把精油抹到蠟燭上，從頂端（露出燭芯的那端）抹到中央，再從尾端抹到中央，直到整支蠟燭都覆滿了一層薄薄亮亮的精油。

當你在抹精油時，就是在把力量傳送到蠟燭裡，包括個人力量和存在於精油裡的力量。

去感覺精油的力量和你的力量在蠟燭上合而為一，感應它們透過你魔法授能的想像而融合在一起。觀想它！

現在，你拿著蠟燭，召喚令你覺得自在的任何力量或神祇，請求祂們幫忙療癒你或朋友。

把蠟燭穩穩地放到燭臺上，往香爐裡再添一點薰香。用火柴點燃蠟燭，盯著火焰看幾秒鐘，你仍然想像著你或朋友完全健康的狀態，然後離開工作區。離開的時候，把腦袋裡關於儀式的想法統統清空。

你想讓蠟燭燒多久就燒多久。如果你必須出門，用手指或滅燭器按熄火焰（吹熄蠟燭的動作會被視為對火元素的冒犯，關於元素魔法的更多資訊，請參見第三部分）。等你回來後再重新點燃蠟燭。

這種看似簡單的儀式可以連續重複好幾天，也可以進行一次就好。當你運用藥草魔法時，你會知道成功達成魔法目標所需重複的次數。

如果你想要的話，可以把這個符咒複雜化。你可以縫製一件色彩與符咒相應的長袍（療癒用紫色或藍色，金錢用綠色，參見附錄二），然後在進行儀式時穿著。

你可以在儀式中使用行星魔法，這可能意味著要在星期天（有利於療癒的日子）進行施咒。或者，你可以穿戴琥珀等寶石，據說它具有療癒的特質。施咒前，你可以用浸過療癒香包的水先沐浴。

施咒往往要配合口說詞語，所以加上對特定神祇的祈願詞或祈禱詞，可以當作讚美詩或具有威力的「魔法詞語」，能夠引導你的能量流入蠟燭中。

也有一些魔法師會在施咒時運用音樂或舞蹈，或是使用麻醉品（我不推薦）、奇怪的道具等，為這種基本的燃燭儀式增添無數可能的變化。

這是怎麼運作的？從你選擇要用的薰香和精油的那一刻起（或是從你挑選用來做薰香和精油的原料時；如果你手邊沒有適合的綜合薰香或精油可用的話），到點燃蠟燭的時候，你一直在注入力量。透過你對目標（這裡的例子是療癒）的凝聚專注，你送出力量，因為專注就是力量！

當你把封裝著能量的精油塗抹到蠟燭上時，你仍然觀想著那個人（或自己）完全健康的狀態，就是在把能量從精油裡、從你體內個人力量（那個支持我們生命的力量）的儲藏庫裡，傳送到你所觀想的事情上。

薰香的煙飄散在空氣中，傳送出一陣陣療癒的振動能量，而這些能量被蠟燭吸收，就像你所凝聚的力量也被它吸收一樣。

獻給高等生靈的任何口說祈願詞或祈禱詞，也有助於將符咒對準你的魔法需求，而且也會增添能量。

當蠟燭燃燒時，之前集結在它內部的力量就會透過火焰慢慢地釋出。蠟從固態轉變成液態，然後是氣態，這是它身上的一種神奇過程。與此同時，你之前注入到蠟燭裡的能量和力量會一起釋放出來，而且迅速地朝它的目標進行。

這種類型的符咒費時不需超過十到十五分鐘，只要你感到舒服就可以了，當然你也不需要投資大量的工具和服裝。你需要的是對於藥草、薰香和精油的大量了解，不過這正是本書要教給你的。

這個基本符咒可以用於任何魔法需求。如果需要支付帳單，就使用綠色蠟燭、招財精油和薰香，然後觀想你自己正在支付帳單：寫下支付的支票，或在帳單上蓋上「付清」的章戳。

如果你祈求戀情，就在點燃戀情薰香時，在腦海中看見自己的身旁有那位理想伴侶陪伴（記住：不要只有一個人）。

魔法並不是瞬間就能產生效果，或如我一位朋友所說「劈咧叭啦碰」的就發生了。你不能只是彈彈手指或皺皺鼻子，就期望你的人生在一夜之間變得一帆風順。你必須付出實際的努力來支持魔法效果。

如果你只是整天待在家裡，從來不去看徵才廣告或到街上轉轉，那麼，世界上所有魔法書裡的符咒都不能幫助你找到工作。

魔法真的是一種全方位的藝術，如果你想要擴展心靈能量，必須也要準備好付出身體能量。如此一來，你的魔法需求才會轉變成穩當的事實。

2

魔藥的比例用量

本書第一版的許多配方並未標示比例。我解釋過，藥草魔法是一種個人藝術，也鼓勵讀者自己決定每一種成分的用量。

自第一版發行之後，許多讀者（以及一些評論者）寫信來說，他們希望配方能夠標示比例。所以這一版的大部分配方都包含了關於比例的指引。我再次聲明，這些比例並不是聖經，它們只是參考。

許多配方的比例都來自於藥草魔法的「烹飪書」學派，他們嚴格遵從配方比例，以產生最好的效果，但這不見得是你想要，甚至做得到的。雖然大部分的廚師都會庫存許多麵粉、鹽、辛香料、蛋和植物油等原料，但是在魔法藥草混合物裡所使用的成分，許多都難以取得，就算能取得，也都貴得離譜。

所以，堅持精確的成分用量的藥草魔法師，以「幽靈薰香 #6」為例，可能最後要花費至少四十美元才能製造出來。再舉例，沉香的價格目前大約是一磅（約四百五十公克）三十美元（如果你找得到的話）。幾年前，它的價格大約是一公克五美元。

有直覺力的（而不是依照書上寫的）藥草師，如果只有少許沉香，她／他在產品裡就只加入那樣的量，以免只為了「精確」混合薰香的目的而花大錢再添購。或者，她／他也可以用其他成分來取代（參見第三部分：替代品）。

你儘管依照這本書所寫的去調製配方，但記住，其中的比例僅供參考。如同我在第一版所說的：請牢記，即使每一種配方都含有精確的比例，你往往還是得為了所缺少的檀香、已用完的迷迭香、零陵香豆或廣藿香精油等成分，而做適當的調整。

　　如果你決定改變配方的成分用量，我建議你用一本小筆記本把比例記錄下來，或把它寫在資料卡上，以做為日後的參考。

　　別遲疑，因為如果你最後做出很棒的精油配方，卻沒有將比例記錄下來，那麼當你想再做出相同比例的精油時，可能要花上好幾個星期的時間──如果你能成功的話。

　　舉例來說，當我開始實行藥草魔法時，曾經混合出一個非常芳香的香包（它現在還在）。那時候我只是一個初學者，忽略了老師提醒我要將配方和比例記錄下來（那個配方是我的即興創作）。把它放著六個月之後，它早就被我遺忘在一堆藥草之中，然後我又發現它，並試圖複製一個，但失敗了。直到今天（十九年後），我仍然沒找出調配它的秘訣。

　　如果你決定創造自己的配方（參見第五章）或改變用量，就花幾秒鐘快速記下成分和比例。別等到做出成品後才回頭來寫，你很容易忘記用了幾滴精油或幾盎司的藥草。當你把每一種成分加到混合物裡時，就立刻寫下它的用量。

　　我們會遇到的另一個問題是要做多少量的藥草產品。一盎司（約二十八公克），或一磅（約四百五十公克）？建議如下：

　　一般來說，在第一次嘗試某個配方時，也就是你還沒用過它且確定它的效果之前，先少量調製，這樣可以避免花大錢犯錯。

　　薰香的製作量通常是一杯左右，因為在儀式中用來燻燒的需求量很少。以密封蓋或軟木蓋罐子保存的效果很好。如果你想要的話，只要配方已經調整到很完美了，你可以做一磅（約四百五十公克）以上，這樣的話，你手邊就會有足夠的存量。

　　如果你做的是圓形、棍形或塊狀的薰香，原則也是一樣的：一開始先少量製作。在你將取味和塑形處理得很完美之後，最好大量製作這些東西，因為它們的製作過程既麻煩又耗時。

　　紙薰香不管做多少都很輕鬆。

　　精油的製作是以植物油量杯的八分之一杯來混拌調製精油，這樣的分量很適合用來做第一批精油。

　　一旦你對混合出來的結果感到滿意，就可以用你原本使用比例的較大量來製作。知道為什麼要保留紀錄了吧？

　　藥膏、藥水和花草精，通常是混合成一杯的量，至少我是這麼做的。用於聖化目的的藥膏用量很少，所以混製太多是不必要的浪費。

　　藥水不能放置超過幾天以上，否則就失去效用了（而且可能發霉），所以應該少量製作。

　　花草精有持久的特性，但是任何時候需要的量都很少。

　　儀式皂應該依照配方裡提供的量來製作。

　　墨水、沐浴鹽、藥草浴和香粉的製作量，就看你覺得能夠用多少，這完全取決於使用的頻繁度。

　　藥草護身符（香包）有需要時再製作就可以了，不用先庫存起來。

　　要記住，在遇到緊急情況時，你可以把薰香或精油混和在一起，立即授能給它（參見第三章）和使用，不必記下用量。事實上，有時候為了特殊的目的，我會製作只有幾湯匙量的薰香來使用。那樣沒問題，但是當時間允許時，要記下每一件事。

　　在混拌的時候，如果你覺得這樣很好，就繼續做。如果你決定要調整那些配方的成分用量，要相信自己。雖然常言道要從錯誤中學習，不過在混拌藥草成品時，要信任自己的直覺。如果你覺得我建議的分量不正確的話，要加多少乳香到儀式用滿月薰香裡？就加到你覺得聞起來正確為止。

　　古老的魔法規則介紹到此。

授能儀式

在魔法藥草學裡，我們運用植物內在的力量來造成需要的變化。藥草確實含有我們能用來改善生活的能量。

但是這些力量還不足夠。我們必須將個人力量添加到藥草中，以及我們使用藥草製成的混合物裡。**只有將植物和人類的能量結合起來，藥草魔法才會真正有效。**

長久以來，人們都知道藥草具備了有助於人們特定需求的能量。薰衣草能夠淨化，迷迭香吸引愛情，檀香提升心靈，西洋蓍草提升感應力。

許多藥草，例如迷迭香，都有好幾種傳統的魔法用途。以迷迭香做為主要成分的療癒薰香，應該用完全的療癒能量來製作。事實上，這會將迷迭香具有的引誘愛情、淨化和保護的力量，重新引導到療癒的目的上，創造出與你的需求一致的混合物。方法是傳送出個人力量，將這個力量與你的魔法目標融合在一起，然後再傳送到混合物裡。

這個過程叫做授能、加持或施法。為了這個目的，你可以使用《康寧罕的魔法藥草百科全書》中所描述的施法程序或以下的儀式，沒有哪一個比較正確的問題。如果那些儀式對你來說沒意義，你可以建構自己的儀式。

沒有哪個儀式一定需要將藥草混合物與你的力量融合在一起。如果你能夠觀想得很好，只要觸碰到藥草（或用瓶子裝著混合物），然後把你的能量傳送給它就行了。不過，儀式是一種極為有效的工具，它讓我們：

● 集中於魔法的運作（在此是指授能）。

- 從體內建立能量。
- 讓意識心智清楚知道整個運作過程已經完成，於是能緩和我們被社會約制的疑慮。

所以你可以多方嘗試，直到找到或創造出能產生最佳效果的儀式。

準備

把做好的藥草混合物放到罐子、碗或瓶子裡。執行這種授能儀式時要使用成品，而不是原料。

為混合物授能時，要在你單獨一個人的地方，如果有別人在屋子裡，你就到外頭找一個安靜的地點，或把自己關在房間裡。要確定你在這幾分鐘的時間裡不會受到干擾。

要進行儀式之前，把眼睛閉上十秒鐘左右，並且慢慢呼吸，目的是放鬆你的意識心智，為即將發生的力量轉移做好準備。

睜開眼睛，然後可以開始了。

儀式

點燃蠟燭，它的顏色要適合混合物的性質：藍色是療癒，白色是淨化，紅色是戀情。請參考附錄二的顏色列表以及它們的魔法效果。

把裝有藥草混合物的罐子、瓶子或碗拿在手上之後，感應它所含有的不特定能量。

觀想你自己擁有藥草混合物所需要的那種力量。比如說，看見你自己充滿健康與活力，或是快樂地沉浸在愛情中。

這可能很困難。如果你不熟練於觀想，只要去感覺你的魔法需求即可。你要建立跟混合物的目標有關的情緒。如果你生病了，就去感覺出你想要和需要的康復程度。

現在，開始建立你的個人力量。

你可以慢慢放鬆肌肉，觀想（或感覺）力量凝聚在雙手之中。

接著，能量在你手中震顫，觀想它注入藥草混合物裡，也許是帶著紫色的一道閃爍白光，從你的手掌中流出，然後進入藥草裡。你可以觀想這個能量與蠟燭的顏色一致，例如，用於療癒的藍色。

如果你無法做這樣的想像，就用堅定的聲音來聲明你的魔法意圖。拿著療癒沐浴混合物時，你可以唸誦類似以下的文字：

我以太陽和月亮為你加持，
消滅疾病，
洗刷掉致病原因，然後療癒。
但願如此！

在為保護薰香授能時，你可以這麼說：

我以太陽和月亮為你加持，
無論你在何處受火焰焚燒，
都能趕走負面和邪惡之事。
但願如此！

你也能授能精油「摧毀你塗抹之處的疾病」或是「散播和平與寧靜」。你可以自行創作詞句，只要適合藥草混合物和魔法需求就行了。

當你感到能量耗盡時，代表能量已經離開你的身體且進入藥草混合物之中，此時請坐下來，然後用力搖動雙手一陣子。這會切斷能量流。

放鬆你的身體，捏熄燭火（或按熄它），然後留待下次進行另一個相同類型的授能儀式再使用。

授能儀式就完成了。

這個儀式不需花費多少時間，但是威力可以很強大，它不需要背下好幾頁的古老語言或購買昂貴的工具。一旦你習慣了這樣的儀式，它會成為你的第二天性。

懶惰的藥草師才會使用未經授能的藥草混合物。說到底，為什麼你要自找麻煩地創造自己的薰香、精油和藥水，卻忽略了替這個以儀式為目的而配製的

藥草混合物注入能量的最後一步？順便一提，像這樣的儀式可以用來為那些你
從神秘用品供應店裡買來的藥草產品授能。

4

魔藥的成分

植物、樹膠、樹脂和精油都是藥草魔法師的工具。它們都是可用於儀式中且便於取得的可見能量。

　　對於使用藥草的人而言，盡可能詳盡地學習藥草是有益的。重要的是，藥草魔法師不僅知道哪種混合物裡要使用哪些藥草，也知道該如何取得那些藥草並熟知它們的特性。

　　在純粹的物質層面上，能夠界定品質最佳的成分（最新鮮的藥草、最細緻的樹膠和樹脂）是很重要的。

　　對於許多藥魔法師而言，像這種內容的篇章也許是不必要的。有些人可能會說：「給我們配方，忘掉所有這些垃圾。」

　　我會告訴他們：「好，請略過這一章，直接跳到第二部分。」

取得藥草

　　取得用於魔法混合物中的藥草，有三種主要方式：採集、栽培和購買。

採集

　　在林間漫步，越過荒野，爬上山巔，或是沿著海灘散步，都是能夠重振精

神的活動。當這些活動與尋找魔法藥草結合時，就會變成很刺激的冒險。這裡有一些基本方向供你參考：

- 只採集你需要的，你真的需要滿滿五個紙袋的艾草嗎？
- 從植物上採集東西之前，要先與它調和。你可以用雙手圍住它，去感覺它的能量，吟誦簡單的韻文或以幾句話描述為什麼你要取走它的一部分能量（葉片和花朵），或是把一個有價值的東西放到植物基部的泥土裡。如果你沒有其他東西可以供奉，就放一枚硬幣或紙鈔。這個動作代表你願意以自己的東西交換植物的貢獻。
- 採集時千萬不要超過植株的四分之一。如果你採集的是根部，當然必須取走整個植株，但要確定附近其他植株的根部完好無缺。
- 不要在雨後或露水濃重時採集。至少，不要在太陽還沒將植株曬乾前採集，否則你所採集的東西可能會在變乾的過程中發霉。
- 謹慎選擇你的採集地點。千萬不要在高速公路、馬路、死水或汙染水源旁採集植株，也不要在工廠或軍用設施附近採集。

為了使採集到的藥草變乾燥，可以把葉片或花瓣剝下來，晾在陶架、木架或鋼架上等，太陽未直接照射到的溫暖乾燥的地方。或是把它們擺在籃子裡，每天搖晃那些藥草，直到變乾燥為止。然後貯存在貼上標籤的密封罐裡。

栽培

栽培你自己的藥草，是一項誘人的藝術。藥草可能很難種得活，但是成功之後，你的報酬是取之不盡的鮮花、葉片、種籽、樹皮和植物根。

任何書店或圖書館裡都有介紹栽培藥草植物的基本入門書。去找一本回來，利用裡頭的資訊栽培你想種的花草，但是要把你所在地的栽培條件納入考量。大部分的苗圃園和雜貨店都有販售藥草種籽和樹苗。

在種植藥草植物時，要用魔法守護它們，方法是在土壤裡放一顆小水晶。為了確保它們能夠生長茂盛，在照料它們或澆水時要佩戴翡翠，或是在土壤裡放一顆苔紋瑪瑙。

當植株成熟或長得夠大了，你就可以開始以前述的原則採集。要記得感謝植株和大地的寶貴貢獻。

購買

藥草魔法裡所使用的大部分成分，都來自於遙遠的地球另一端。雖然我喜歡在前庭種植檀香樹，但那是不可能的。

因此，許多藥草必須靠購買才能取得，但這無損於它們的價值。事實上，藥草貿易可以確保你能夠取得要用於魔法但原本無法取得的植物原料。

大部分的大城市和市鎮，至少都有一家藥草商店或保健食品商店，並且有藥草的庫存。

在購買精油時要小心。如果銷售員說：「是的，它是純正的茉莉精油！」但是標價只有三美元，那麼它就是純正的茉莉合成精油。即使有些精油標示「天然」，但它們往往來自於實驗室而非田野。

價格是一項很好的衡量標準。大部分的天然精油售價是每三分之一或二分一盎司（約十到十四公克）十到四十美元之間。

有的精油，像是甘菊、西洋蓍草、小荳蔻、橙花、茉莉和玫瑰可能貴得多。要小心購買！

人們將合成物使用於魔法藥草中已經有很長的時間，但是我必須勸你只使用天然的精油（更多資訊請參見第七章）。

關於藥草：你不能仰賴商店定期貯藏新鮮的存貨，所以你買的迷迭香也許已經存放好幾年。通常我們會選擇色澤鮮明的乾燥藥草，帶著一點莖和些許新鮮的味道。

你所使用的藥草不要大部分都是莖部，或有各種程度的變色、受蟲害或發霉。如果該種藥草通常香氣濃郁的話，也要避免買到香氣微弱的。

如果是透過郵購的話就比較複雜，你無法判定所訂的乳香是不是高級品。只能不要再向販售次級品的供應商下訂單。

還有，請記住：供應商受會到栽培者的影響，一整年裡都要買到上等的藥草，往往很困難。所以，就用你所能找到的藥草材料，然後下次找更好的供應商就是了。

在魔法中使用的植物原料字典

　　這是在本書的配方中出現的一些藥草、樹膠和精油的清單。有些其他物質（例如硫）也在其中。此外，這個討論植物原料的段落，在我之前的藥草書籍中並未提過。

　　以下內容主要是介紹異國藥草和精油，附帶提到它們的魔法功效，另外也包含了挑選最佳品質的樹膠和樹脂的特別指南。對於難以取得的精油、樹膠和木材，我建議你在配製本書裡的配方時，可以使用替代品（更多替代品資訊請見第三部分）。

阿拉伯膠

　　也叫做塞內加爾膠、金合歡膠，來自生長於非洲北部的樹。金合歡屬裡生產阿拉伯膠和金合歡膠的品種之間關係很密切，可以取代彼此的產品。阿拉伯膠大多用於保護和通靈意識的配方中。

沉香

　　沉香原產於印度，它的氣味被描述為龍涎香和檀香的結合。做薰香時，如果你無法取得沉香，可以用等量的檀香取代，再撒上一點合成的龍涎香。

　　我上次在聖地牙哥買到的沉香，如同之前所說的，大約是一磅（約四百五十公克）三十美元。

　　沉香通常用於祈求保護、聖化、成功和繁榮的薰香中。

琥珀精油

　　真正的琥珀精油來自於品質較差的琥珀，琥珀是有數百萬年之久的松脂化石。它的味道有點像帶點松樹味的樟腦，很難取得。

　　今日市面上大部分的琥珀精油，應該都是人工的龍涎香混合物。

　　它大多用於祈求愛情和療癒的混合物中。

龍涎香

　　這是抹香鯨的產物，最初是被沖上海灘（很罕見）而讓人發現的。它被大量用在魔法和化妝品香水中，早期的阿拉伯人則將它用於烹飪。

自從人們發現龍涎香的來源之後，無數的抹香鯨因為這種珍貴的物質而被殺害。

長久以來，它被用於催情類的精油和香水中。它的氣味通常被描述為陳腐、類似麝香和帶有土氣的。

在這個重視生態保護的時代裡，最好避免使用真正的龍涎香，因為許多種類的鯨魚正瀕臨絕種。

龍涎香過高的價格，是把它留給頂級香水公司用於合成香水的另一個理由（如果真的有用到的話）。

現在到處都可以取得人工龍涎香或龍涎香化合物，而且通常以「龍涎香」為品名販售。

如果你連人工龍涎香精油都無法找到，試試用以下的香味或化合物取代，它們跟真的龍涎香味道很接近。

龍涎香特調精油

絲柏精油

廣藿香精油（少許幾滴）

阿魏

原產於阿富汗和伊朗東部，具有刺激性的難聞氣味，有些人說經常使用的話最後就會習慣。即便如此，我不會在家裡存放阿魏，更不用說把它加到保護或驅邪用的薰香裡。

如果你想要的話，可以用菸草、纈草根或是本書第三部分裡列在這些標題（保護、驅邪）下的任何藥草來取代它。

令人難以置信的是，印度菜會用到阿魏。

芳香樹膠

請參見第三部分的簡介。

檸檬薄荷精油

檸檬薄荷是一種小型植物，帶有薄荷及檸檬的香氣。它常用於金錢和財富的精油裡。這種精油有大量的合成版本，但你不應使用。

你可以用下列建議的方式製作替代：

檸檬薄荷特調精油
檸檬精油

檸檬香茅精油

胡椒薄荷精油

樟腦

這種白色、氣味濃重的結晶狀物質，是從原產於中國和日本的樹裡提煉出來的。曾經有許多年，在美國買不到真正的樟腦。所有的「樟腦塊」和樟腦丸都是由極具毒性的合成樟腦製成的。

最近透過一位朋友的幫忙，我在聖地牙哥找到一家供應商。樟腦目前的售價大約是一磅（約四百五十公克）八美元。

它通常少量用在與月亮有關，以及貞潔類型的混合物裡。

麝貓香

真正的麝貓香是麝香貓的產物，這種動物生活於斯里蘭卡、印度和非洲。不像其他的動物性精油，這種動物不會因為人們想取得麝貓香而被殺害，但會痛苦地被刮肛腺。

真正的麝貓香有極為強烈的野生氣味，對於鼻子來說相當難受。它在微量時聞起來有甜味，因此被用於大多數的高價位香水中。

今日，人工麝貓香隨處可得，也適於用在吸引戀情和情慾的魔法精油中。

我要重申，對於所有的動物性產品，我不推薦使用實際的物質。選擇複製它們氣味的合成品和化合物，比純正且昂貴的實品來得好。另外，在藥草魔法中要避免使用所有的動物性產品。

柯巴脂

柯巴脂是一種白色、淡黃色或略帶黃色的橘色膠脂。把它放在木炭上燻燒時，會產生濃郁、甜美、梨檸檬般的芳香。柯巴脂在北美相當於乳香，雖然它缺少後者的苦甜氣味，卻是樹膠脂的上選替代品。乳香在木炭上燻燒一段時間之後，最後會放出一股非常刺鼻的氣味。

然而，柯巴脂燃燒時所釋放的氣味從來不會改變。

它原產於墨西哥和中美洲，在數不清的數百年間曾被用於宗教和魔法儀典的薰香中，它的使用也許始於馬雅文明，甚至更早以前的傳說民族。

柯巴脂是我最喜歡的樹膠脂。我常去墨西哥的提華納城（我住在距離邊界三十二公里遠的地方），所以能取得各種柯巴脂，它們在價格、外觀、氣味和品質上的差異非常大。最好的柯巴脂呈現由淺到深的黃色，具有濃郁的樹脂柑橘香。它通常以大塊販售，裡頭可能含有葉子和碎屑。

它很適合用於所有的保護、淨化和驅邪薰香。當焚燒它來提升靈性的時候，也很有效。把柯巴脂拿來做有黏性的花草精，也很理想（參見第十章）。在美國販售的柯巴脂，大部分都產自菲律賓的農園裡。

大戟

請見第三部分的簡介。

蓮花精油

雖然市面上經常看到蓮花精油，但實際上沒有真正的蓮花精油，因為目前尚找不到吸取這種水生植物香味的方法。為了複製出一模一樣的蓮花甜美芳香，所有的蓮花精油都是由多種天然精油或合成物質混合而成。

蓮花精油大多用於靈性、療癒和冥想配方。

市售的蓮花精油當然可以用在需要的地方。然而，如果你希望創造自己的蓮花精油，可以試試下列的配方：

蓮花特調精油

玫瑰

茉莉

白（或淡）麝香

依蘭

● 說明：一直混拌到香氣濃郁、像花香且「新鮮」。

洋玉蘭精油

就跟蓮花一樣，並沒有真正的洋玉蘭精油存在。使用複合洋玉蘭精油或由

你自己創作。如果可能的話，在混拌以下的配方時，使用從附近採集到的新鮮洋玉蘭花。試著結合下列精油來創造它令人難以忘懷的芳香：

洋玉蘭花特調精油
橙花精油
茉莉精油
玫瑰精油
檀香精油

洋玉蘭精油常用於提升和諧氣氛、感應力與和睦的配方。

薰陸香
這種樹脂可能非常難找到。如果真的找不到，試試用等量的金合歡膠和乳香結合做成替代品

麝香
知名的香水物質，是從原產於中國和遠東的麝香鹿的香腺中萃取出來的。雖然製作萃取物的過程不必殺害鹿，但是這種野生動物仍常遭到屠殺。所以，高價的香水是以生命的代價製作出來的。

目前，合成的麝香很容易取得，而且幾乎所有的香水商也都會採用，他們很少使用真正的麝香。就像龍涎香、麝貓香，以及古代使用於魔法的所有動物性產品一樣，真正的麝香並不是必要的，甚至不推薦使用。

在挑選麝香時，記得要選擇聞起來新鮮、有森林和野生氣息，而且味道濃郁的。

麝香通常用於與勇氣、吸引異性和淨化有關的配方。

魔法藥草中的麝香替代品，包括香葵籽、美洲楤木根、麝香阿魏（蘇布根，sumbul root）、麝香薊花和溝酸漿花。

新割草精油
這是香水商的另一種創意作品。若要創造出如剛割下的草那般的蜂蜜清新香味，試試下列配方法：

新割草特調精油

香豬殃殃精油
零陵香豆精油
薰衣草精油
佛手柑精油
橡木苔精油

新割草精油可用來「展開（人生）新的一頁」，在困境上獲得新的觀點，尤其是破除壞習慣（像是對什麼上癮）和負面思維模式。

橡木苔

橡木苔是中歐與南歐地區生長於橡樹和雲杉上的幾種苔蘚的任何一種。

橡木苔具有新鮮的淡淡辛香，大多用於招財的魔法藥草混合物裡，最常以精油形式出現在配方中。

它的氣味可以用以下的複合物仿製：

橡木苔特調精油

岩蘭草精油
肉桂精油

檀香

檀香是世界上最珍貴的木材之一。它具有濃郁、神秘的香氣，廣泛使用於魔法和宗教薰香中。心材（樹幹中心的木材）是品質最好的檀香，呈現淡棕色到淡紅色，香氣濃郁。次級品呈現白色，氣味淡，不推薦使用於魔法中。檀香可用於保護、驅邪、療癒和靈性配方。如果找不到真正的檀香，可以用雪松來取代。

蘇合香（安息香屬）

這種樹脂產自於生長在小亞細亞西南部的樹，帶有花果香。它長期使用於魔法和宗教香水及薰香中。

這種物質很難取得，廉價的蘇合香精油通常是仿製品。你可以用安息香精

油來取代，雖然它沒有一模一樣的香氣，但是可用於魔法配方中。你也可以使用第三部分「替代品」中所提到的任何精油形式的藥草。

硫磺

這是一種淡黃色的礦物，沒有氣味，但是燃燒後會產生煙霧和類似蛋腐敗的那種熟悉味道。

它可用於驅邪和保護薰香中，但是由於它會不斷傳出刺鼻的氣味，並不推薦使用。

列在本書第三部分裡任何驅邪或保護性的藥草都可以取代它，或是改用菸草就好。

香豌豆

沒有真正的香豌豆精油。使用以下的建議，試著創造你自己的配方：

香豌豆特調精油

橙花精油

依蘭精油

茉莉精油

安息香精油

這是用於愛情和友誼的配方。

零陵香豆

零陵香豆產自於委內瑞拉東部和巴西，長久以來多用於製作人工香草，在美國一度很普遍，直到它被認定對健康有危害。

零陵香豆可以用於戀情和招財香包，人們也會使用它的合成精油。不妨試試替代品：

零陵香豆特調精油

安息香精油

幾滴香草花草精（萃取物）

紫雲英樹膠

　　紫雲英樹膠被當作製造薰香錐、薰香塊和棍形薰香時的黏合劑，它是具有微微刺鼻味的白色粉末，原產於小亞細亞，有些藥草店和郵購供應商會有紫雲英樹膠的存貨。它（或金合歡膠）是所有可燃薰香製造過程中的必需品。

晚香玉

　　原產於墨西哥，香甜氣味濃郁而強烈的花。它的合成精油常被用於吸引戀情的魔法藥草混合物中，但是真正的晚香玉精油（真正精純的）很難找到，不妨自己調配適合的替代品：

晚香玉特調精油

依蘭依蘭精油

玫瑰精油

茉莉精油

橙花精油（只要一點點）

依蘭

　　這種香味奇特、美妙的花，原產於菲律賓。依蘭精油常用於戀情配方，因它的香味甜美，幾乎每一家精油的郵購供應商都有提供。

5

創造你自己的魔力配方

這一章前進得稍微快了一點,不過,請跟著我就是了。

假設你一直在使用藥草魔法,把這本書裡的一些配方混合在一起。一旦你成功地做出了幾種混合物,可能就會沒完沒了的一直做下去。雖然你的儲藏櫃裡放滿了薰香、精油、藥膏和沐浴鹽,但可能還是不夠。你會想要創造自己的配方。

這是料想得到的事,有經驗的廚師會視情況需要而創作新的菜色,他們也可能純粹為了樂趣而激起烹飪創意。魔法藥草師往往也是如此。

在嘗試過本書的一些配方之後,你也許想製作自己的配方,會納悶要怎麼做才對。在本章裡,我們會用幾個完整的範例來討論這個創作過程,使其中的每一個步驟都很清楚。

雖然我這麼建議,但是你別覺得自己必須使用本章的資訊。你可以每週製作一個本書中的配方,然後好幾年都不會把你的方案用盡。

不過,這一章要為那些想自己創造配方的人講解基本原理。

幹嘛要這麼麻煩?為什麼不?這些魔法藥草混合物會是屬於你一個人的,與你的個人信仰和能量緊密結合。簡單的說,它們可能只因為出自你的手而更具威力。

老配方以及由別人創造的配方固然有效,但是創造你自己的獨特混合物並看到其結果,才令人興奮。

這裡只是提供一種做法。請記住,**在決定要添加哪些成分和調配它們的比例時,要憑你自己的直覺。盡情享受吧!**

目標

　　創造新藥草混合物的第一步，是決定這個未來成品的魔法目標或意圖。你也許有一個明確的需要，想以這個成品來應付你的需要。或者，你只是先製作一個藥草混合物，待日後遇到問題時再使用，如果是這樣的話，你得決定它要為你做什麼：招財、解憂、創造新戀情、帶來健康或力量、保護或平安。

形式

　　在你決定了成品的目標之後，還要決定它的形式：薰香、精油、沐浴鹽、沐浴藥草、花草精、護身符、藥膏等。你可用以下的問題來做決定：

- **哪一種形式最適合這個類型的目標？**很顯然，有些形式比其他的更適合某些魔法關注目標。舉例來說，如果你需要用在辦公室或上班途中，就不會選擇做薰香，護身符或保護精油會更好用。
- **哪一種製作程序最好？**在創造你自己的藥草混合物時，運用你之前採用過的程序，將是明智的決定，保證能做出更好的成品。（如果你才剛入門，我知道這個建議對你來說太早了。）
- **哪種製程能為我帶來最好的結果？**舉例來說，如果你偏好薰香，而且發現可燃的種類在創造你所需要的魔法目標中沒有那麼特別，就混製一些不可燃的薰香。如果你發現燃燒抹上精油的蠟燭能夠產生令人滿意的最佳效果，就混製精油。記住：雖然這類成品確實含有能量，但是決定其效用的，是它們將我們帶入儀式意識狀態中的能力。
- **哪種形式能讓我得到最多樂趣？**如果你不喜歡佩戴香包，就沒有理由做來佩戴。但是，假如泡進飄著藥草香氛的熱水缸裡能讓你的能量流溢，或許你該決定做一個保護性的藥草沐浴包或沐浴鹽。

藥草

　　接著你要決定使用什麼藥草。查閱第三部分「替代品」中的魔法目標列

表，找出哪種類型的藥草在魔法上與你的特定目標有關。為了有個範例，我們假設你要做一份保護性藥草的預備清單。

現在檢視你的藥草庫存。雖然這麼做有點花時間，但是備有藥草庫存的清單是一個好主意。在存放藥草的附近擺一本小筆記本，在其中一頁（如果需要的話可以用更多頁）寫下你所擁有的藥草和植物性藥物，在另一頁記下你所有的精油。用第三頁列出所有的加工用品：紗布、瓶子、滴管、布塊、細繩和線、硝酸鉀、酒精。再用第四頁寫下你想擁有的藥草和精油。

每次你用完一種藥草或精油，就在註記在第四頁，以便提醒自己。然後每當有新的存貨時，記得更新所有清單。

這些動作看似不必要，但是這樣的筆記本能夠省下你一番功夫，不用為了看看自己還剩下什麼東西而翻箱倒櫃地檢查。

最有經驗的魔法藥草師，通常擁有一大堆藥草貯存櫃，以及幾十個、甚至上百個大大小小的瓶子，從陳列架一路堆到角落去。即使大致上是以字母順序排列或以類型來區分（像是樹膠、樹皮、花），但檢查每一個瓶瓶罐罐仍是費時又費力的工作。

現在回到我們的規劃上。比較你的預備清單和庫存清單，如果你的預備清單裡的項目有好幾種也列在庫存清單中，那很好。如果沒有的話，就去購買或採集。

或者，你決定哪些其他藥草可用於保護配方中。方法有很多種：運用你的直覺、查閱其他書籍，或是參考第三部分裡與這項工作有關的行星和元素列表，交叉比對各種列表。

舉例來說，「保護」是與太陽和火星密切相關的一種魔法行為，而且往往會運用到火元素的藥草，所以你也要查閱第三部分的這些列表。下列是關於魔法意圖類型，以及管理這些目標的行星和元素的列表：

驅逐：土星、火

美麗：金星、水

勇氣：火星、火

占卜：水星、風

工作：太陽、木星、土

能量：太陽、火星、火

驅邪：太陽、火

繁殖力：月亮、土

友誼：金星、水

幸福：金星、月亮、水

療癒、健康：月亮、火星（燒掉疾病）、火（同前）、水

家庭：土星、土、水

歡樂、幸福：金星、水

戀情：金星、水

金錢、財富：木星、土

平靜：月亮、金星

力量：太陽、火星、火

保護：太陽、火星、火

心靈：月亮、水

淨化：土星、火、水

性：火星、金星、火

睡眠：月亮、水

靈性：太陽、月亮、水

成功：太陽、火

旅遊：水星、風

聰明、才智：水星、風

　　找出掌管你的特殊魔法需求的行星和元素，並且參照第三部分裡的列表，來擴充你的藥草預備清單。

　　把這份清單與你的庫存清單做比較，劃掉任何你目前沒有的項目。假設下列是你庫存裡保護性藥草的正確預備清單：

迷迭香	乳香
蒔蘿	茴香
玫瑰天竺葵	芸香
龍蒿	蕨類
羅勒	肉桂

橙皮	大蒜
薄荷	多香果
松樹	雪松
杜松	

現在，你要決定哪些藥草最適合你想做的東西，其中有的項目一看就知道不適合做薰香。雖然大蒜是很好的保護性藥草，但最好不要用在薰香配方裡，所以把它刪掉。

如果有必要，而且你還沒這麼做過的話，就點燃一塊炭磚（參見第六章），放到香爐裡，然後把每一種藥草都拿一點來燒。把你覺得顯然不適合的品項從預備清單上刪除，縮減後的藥草清單看起來也許會像這樣：

迷迭香	乳香
羅勒	肉桂
橘皮	松樹
雪松	杜松

現在剩下八種藥草。從某種意義上來說，你的配方已經配製出來了。在決定好每種成分的用量之後，你可以將上述藥草混合起來、授能，然後當成保護薰香來燒。

或者你可以創造只用其中一部分項目的配方，可能的組合如下：

#1	#2	#3	#4
乳香	乳香	乳香	乳香
肉桂	杜松	松樹	橘皮
杜松	雪松	羅勒	肉桂
	松樹		杜松

還有許多其他可能性。你會注意到，每種組合裡都包含了乳香。一般來說，我們會在每種配方裡使用至少一種樹膠脂。這些品項包括：乳香、沒藥、安息香、金合歡膠、乳香脂、柯巴脂和龍血。

即使第三部分的替代品列表中沒出現這些樹膠、樹脂，但你可以為了做出最好的薰香而納入其中一種。

一旦你決定好配方，就把它記在一張資料片或你的藥草筆記本中。即使你認為之後會做修改，也要把它寫下來！並且為那個藥草混合物取個名字。

現在來混合薰香。如果有需要的話，就用研缽和杵磨碎藥草，使它們的能量融合在一起。接著，授能並使用，或是將之貯存在貼上標籤的罐子裡，留待需要時再使用。這樣你就創造了一種新的薰香。

同樣的基本程序可用於任何類型的魔法成品的個人配方上。不過，要奉獻給特定神祇的成品，在製作方法上有點不一樣。

如果你想為了讚頌女神或男神而創造一種配方，請查閱神話集，找出哪些植物（如果有的話）用於崇敬你要讚頌的神祇（註：像這樣的植物清單可以參考《神聖魔法學》一書），這些植物具有儀式上的適當性。

或者，你可以使用與神祇基本影響力有關的藥草和植物。舉例來說，在這個新版本中納入的佩蕾（Pele）薰香配方中，就用了火熱性質的藥草來讚頌這個夏威夷火山女神。雖然火熱性的夏威夷植物比較理想，但是它們在北美洲不易取得。因此，所列出的項目是可以接受的替代品。

跟著這些簡單的步驟，你就能夠創造用於各種用途的魔法成品。憑著你的內在智慧去研究和實驗。

還有，最重要的是，好好享受藥草的力量。

藥草處理與魔法配方

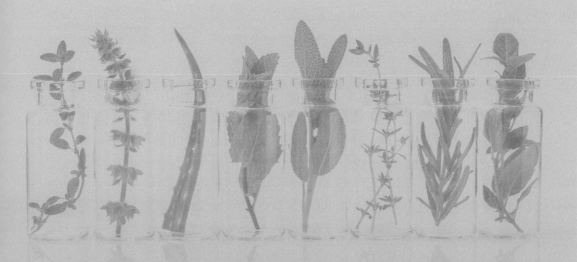

6

魔法薰香

薰香在魔法師的祭壇上燻燒了至少五千年的歲月。在古代，人們焚燒薰香來掩蓋動物祭品的味道、把祈禱文傳送給神祇，以及為人類和神祇創造一個愉快的會面環境。

今日，大多數西方魔法師習慣用動物獻祭的年代早已過去，使用薰香的理由也變得多不勝數。魔法師在施展魔法時焚燒薰香，以促進儀式意識，喚起並引導個人能量時所需的心智狀態。你也可以藉著使用魔法工具而達到這個目的，方法是站在點燃了用來施法的蠟燭的祭壇之前，吟誦讚美詩和具象徵意義的詞句。

在施展魔法之前點燃薰香，其芳香的煙霧也能淨化帶有負面干擾性振動能量的祭壇和周圍區域。雖然這樣的淨化並不是常常需要的，但它有助於創造成功的施法所需的適當心智狀態。

魔法師會焚燒特別調製的薰香，來吸引特別的能量，以幫助她／他將個人力量運用在儀式目的上，最後創造出所需的改變。

和所有的東西一樣，薰香具有特定的振動能量。魔法師在為魔法用途選擇薰香時，都曾考量過這些能量，假如要舉行一項療癒儀式，她／他會焚燒促進療癒的藥草混合物。

當薰香在儀式環境中燻燒時，它會產生轉變，那些振動能量不再被它們的物質形式困住而能釋放到環境中。它們的能量與魔法師的能量融合，迅速產生實現魔法目標所需的變化。

本書中所包含的薰香配方，並非都僅限於魔法用途，有些是為了（基於各

種理由）感謝神祇或向神祇供奉，例如在五千年前的人們，會在夏季為伊南娜（Inanna）女神焚燒杜松，也會用其他的魔法藥草混合物來強化威卡儀式。

你不需要將薰香限制於儀式用途，但要避免只是為了聞香或去除屋內的陳腐味而焚燒療癒薰香。在沒必要時焚燒這些以魔法建構和授能的薰香，是在浪費能量。如果你想焚燒氣味宜人的薰香，就為這個理由製作一份家用藥草混合物吧。

原料

薰香是由各種樹葉、花朵、植物根、樹皮、木頭、樹脂、樹膠和精油混合而成的。或許你也可以將寶石加到薰香裡，以增添混合物的能量，就像古代中美洲的人們會把翡翠丟到火裡燒一樣。

在數百種含有潛在能量的薰香成分裡，有十四種是最常用到的。如果你打算做一些薰香，要時時保有這些藥草的庫存。它們包括：

乳香	松針或松脂（松木焦油脂）
沒藥	杜松
安息香	檀香
柯巴脂	雪松
玫瑰花瓣	百里香
月桂	羅勒
肉桂	迷迭香

要注意，許多（就算不是全部！）植物在燻燒時的味道是相當不一樣的，香甜的氣味很快就會變成酸腐味。

如果你想要的話，拿一堆乾燥且磨細的植物碎屑（花朵、葉子、樹皮、植物根），每種撒一點到熱炭磚上燻燒，然後決定你喜歡哪些氣味。你可以準備一本專用筆記本來記下每種植物的藥性和氣味，或是記在資料卡上。你也要寫下在燒每種藥草時，自己所注意到的任何感應。如此一來，最後你會大幅增進在薰香原料方面的知識，這對你的藥草魔法大有幫助。

　　一定要記住的是，雖然這乍聽之下令人驚訝，但**香氣並不是魔法薰香上的要素**，例外的普遍情況是：香甜的氣味通常用於正面的魔法目標，而難聞的氣味用於驅逐儀式。

　　香氣就是力量，它讓我們悄悄進入儀式意識中，因此也讓我們喚起力量，將它與適當的能量融合，然後送往魔法目標。然而，並非所有的魔法薰香都有香甜的氣味。有的具有強烈的樹脂味，有的具有濃濃的刺鼻味。儀式用途的薰香是為了在魔法運作過程中提供適當的能量而混製的，並不是為了讓我們感到它的香味宜人。

　　不過，別讓這一點嚇得你不敢碰薰香。我們可以想像大部分「宜人」和「難聞」的氣味，而且我們的鼻子無法真正辨別出各式各樣的氣味。訓練你的鼻子去接受奇特的氣味，那麼焚燒薰香的藝術會成為一種樂趣，而不是為了魔法的緣故而需要忍受的事情。

　　神秘儀式用品供應商會有用於魔法用途的薰香，你只要花幾美元就可以買到許多罕見的藥草混合物。雖然這些東西在魔法上是有效的，但是你也許會想自己動手做。

薰香的兩種類型

　　薰香幾乎是施行魔法時的必需品，但是它的組成似乎很神秘。幸運的是，只要經過練習，薰香的製作方式簡單的不得了。

　　在魔法中使用的薰香分為兩種類型：可燃與不可燃。前者包含助燃的硝酸鉀，但後者沒有。所以，可燃的薰香能夠以塊狀、錐形、棍形，以及其他形狀燃燒，而不可燃的薰香必須撒到灼熱的炭磚上，才能釋放出它的香氣。

　　用於魔法的薰香，有百分之九十五都是不可燃、未經加工或粒狀的類型。為什麼呢？也許是因為比較容易製作。藥草魔法師都是超級講求實際的人。

　　還有，有些符咒（尤其是占卜或召喚儀式，不熟悉的詞彙請參考詞彙表）需要有翻騰的雲霧。但因為錐形、棍形和塊狀薰香是以很穩定的速率在燃燒，這樣的效果不可能符合他們的使用需求。

　　有時可燃薰香的優點能夠抵過它們的缺點，端視情況而定。需要為一項臨時決定進行的儀式燒一點招財薰香嗎？你可以拿出香爐、炭磚和薰香，點燃炭

磚，把它放到香爐裡，然後在上面撒一點薰香。或者你也可以拿出一個錐形的招財薰香，點燃它，把它放到香爐裡，然後進行儀式。

　　不同的魔法師喜歡不同類型的薰香。我偏好未經加工或不可燃的薰香，但是明智的魔法藥草師會為這兩種備有庫存。所以，這裡介紹配製兩種類型薰香的方法。

不可燃薰香

　　確定你持有所有需要的成分，如果缺少其中任何一種，可以考慮用替代品（參見第五章或第三部分的相關內容）。

　　每一種成分都要用杵缽或電動研磨機細細磨碎，最好呈粉末狀。有些樹脂不容易磨成粉，但是經過練習後，你會找到正確的手感。當我第一次處理藥草時，一直無法把乳香磨成粉，因為它不斷黏到缽的側邊和杵的前端。過了一會兒，我便不再跟它搏鬥（然後咒罵它，我承認，對於要用在薰香中的藥草這麼做並不適當），就讓一切順其自然，結果研磨出來的乳香很理想。

　　當一切就緒時，把你的注意力集中在薰香的目標上：保護、愛情、健康。把樹脂和樹膠放到一個大木碗或磁碗裡，用你的手把它們和在一起。在混拌時，這些芳香物質也會將它們的能量混合在一起。**觀想你的個人力量隨著魔法目標振動，從你的雙手流出去，進入薰香裡**。就是這個步驟讓自製薰香比買來的薰香更有效。

　　接著，混入磨成粉的樹葉、樹皮、花瓣和植物根。當你混拌的時候，繼續觀想或專注於薰香的目標上。

　　現在，添加配方裡的任何精油或液體（酒、蜂蜜等），通常只要幾滴就夠了。講到精油：假如配方中乾燥成分的量很足夠，你可以用精油來替代所缺乏的藥草。但是要確定你使用的是天然精油，因為合成精油在燻燒時會產生塑膠的氣味。

　　在所有成分都經過徹底的混拌之後，加入任何粉末狀的寶石或其他提升力量的東西。本書中的少數（並沒有很多）配方，會需要一小撮的寶石粉末。

　　製作寶石粉末時，只要拿一塊所需類型的小石頭，以金屬材質的研缽和杵搗碎（或是用鐵槌在堅硬的表面上敲碎它）。

把最後形成的碎屑磨成粉，然後加到薰香裡，只要一點點的量就足夠了。

最常用來提升力量的「石頭」之一是琥珀。將一小撮這種石化樹脂加到任何藥草混合物裡，能夠提升該混合物的效力，但價格相對昂貴許多。

現在薰香已經做好了，經過授能（參見第二章）之後，整個程序就完成了。把它貯存在密封罐裡，仔細地標示，包括薰香名稱和製造日期。當你需要時便能馬上使用。

可燃薰香

可燃薰香（錐形、塊狀和棍形）的組成相當複雜，但是很多人認為它的效果很好，值得一番努力。

坦白說，這種薰香的組成可不簡單。有些成分難以取得，程序繁瑣、費力耗時，有些人甚至質疑，可燃薰香的魔法效果是否跟不可燃的同樣配方一樣好。曾經有許多年，我猶豫著要不要製作或使用棍形、錐形或塊狀薰香，因為它們含有硝酸鉀。這種物質在魔法上跟火星有關，而我覺得這也許為薰香加入了不必要的侵略性能量。

但是，當我想到用來燒不可燃薰香的炭磚也含有硝酸鉀時，態度就軟化，也做了嘗試。不過直到今天，我最喜歡的還是未經加工的形式（生薰香），每個人各有所好。

在剛開始的時候，製作可燃薰香也許看似不可能的任務。但只要堅持下去，你在點燃自己做的薰香錐時，會得到無比滿足的回報。

紫雲英樹膠或膠水是所有塑形薰香中的基本成分。有些藥草商店有供應紫雲英樹膠，在從前的某一段時間裡，每一家藥房都有存貨。它的價格比較貴（在寫這個版本時是一盎司〔約二十八公克〕三美元），但是只要一點點就能夠使用好幾個月。

製作紫雲英樹膠的方法是，將一茶匙磨好的這種藥草放到一杯溫水中，徹底攪拌，直到所有顆粒都消失。你可以把它放到碗裡用打蛋器攪拌，做起來會更容易。這道程序會產生泡沫，但是你可以輕易的從表面去除那些浮沫。紫雲英樹膠有極佳的吸收力，在一週的時間內，一盎司（約二十八公克）能夠吸收最多一加崙（約三‧八公升）的水。

讓紫雲英樹膠吸收水分，直到它變成濃稠、味道刺鼻的黏膠。混合物的濃稠度取決於你想做的薰香形式。棍形薰香（最難製作的類型）需要的濃稠度很低，塊狀和錐形需要的濃稠度較高。這需要親自操作的經驗，做過一、兩次之後，你會知道在什麼情況下需要多濃稠的膠水。

如果你無法取得紫雲英樹膠，試試用金合歡膠來取代。這種樹膠也會吸收水分，我還沒有在薰香中使用過，但是所有報告都說它的效果就跟紫雲英樹膠一樣好。

當你在做黏膠時，在上頭蓋一塊溼布，然後放到一旁。在靜置期間，它會持續變得濃稠，如果它變得太濃稠，就加一些水然後徹底攪拌。

接著要做薰香的基底。本書裡的配方並非都可以用來做可燃薰香，事實上，大部分是設計用來做不可燃薰香的。幸運的是，把那些不可燃薰香放到一份基底裡，就變得很好用了。薰香基底的標準配方如下：

錐形薰香基底
6 份磨碎的木炭（非自燃型）
1 份磨碎的安息香
2 份磨碎的檀香
1 份磨碎的鳶尾根（鳶尾根的根，它能「固定住」香氣）
6 滴精油（使用以其中一種薰香成分製造的精油）
2～4 份混合好、授能過的薰香混合物

將前四種成分混拌在一起，直到混合均勻。接著加入幾滴精油，然後用你的手再混拌一次，目的是創造出細緻的粉末狀混合物。如果你想要的話，用研磨機或研缽再磨一次，直到滿意為止。

加入二到四份已經製好且授能過的薰香混合物（依照前述不可燃薰香的做法指示），用你的手徹底混合。

接著拿一個小型的廚房用秤子，測量已完成的薰香的重量，然後加入百分之十的硝酸鉀。如果你做了十盎司（約二百八十公克）的薰香，就加入一盎司（約二十八公克）的硝酸鉀。把它們混合在一起，直到白色粉末被徹底混勻。

硝酸鉀的用量不能超過薰香重量的百分之十。如果加得太多，薰香會燃燒得太快；要是放得太少，薰香也許會燒不起來。

　　硝酸鉀並不難取得，我在藥房就買得到，你也可以試試看（它通常不會放在架上，要找人問問）。如果你的運氣不好，試試化學物品供應商。

　　接下來加入紫雲英樹膠，一次加一茶匙到大碗裡後用手混拌，直到所有成分都沾溼了。在做錐形薰香時，需要產生堅硬、像麵團般的質感。如果混合物太濃稠，就無法適當地塑成錐形，而且要花上一輩子的時間才會乾透。混合物應該要很容易塑型，而且做好後不易變形。

　　在一張蠟紙上將混合物塑成基本的錐形，就像外面賣的那樣。如果不使用這種形狀，薰香可能燒不起來。

　　當你做好薰香錐之後，要把它放在溫暖的地方晾乾，也許需要二到幾天的時間。

塊狀薰香

在蠟紙上用混合好的團塊做出一個三分之一吋（約一公分）厚的正方形。用刀子切成一吋（約二・五公分）大小的方塊，就像在切布朗尼蛋糕一樣。輕輕地將小方塊分開，然後晾乾。

　　你也可以嘗試做棍形薰香。在混合好的薰香和基底裡加入紫雲英樹膠，直到混合物變溼，但仍然相當濃稠。**這裡的要訣在於決定薰香／紫雲英樹膠混合物的適當濃稠度，以及找到適合的材料來使用。**專業的薰香製造商會使用薄竹片，但市面上買不到。不妨試試自製的木片或竹片，或是能夠在雜貨店和亞洲食品店找到的掃帚用秸稈、很細的樹枝或烤肉串用的竹籤或木籤。

　　把棍子浸入混合物裡，接著豎直晾乾，然後再浸一次。通常浸泡幾次就夠了，這是最困難的一道程序。

　　當棍子上累積了足夠的薰香分量後，把它們插到一塊黏土或其他東西上，讓它們豎立起來，才方便晾乾。

　　製作棍形薰香的另一個花樣，是使用較硬的薰香團塊，將之放到蠟紙上輕輕拍打，直到它變得很薄。然後把棍子放到拍薄的團塊上，在棍子外圍滾上一層薄薄的混合物，棍形薰香的厚度不能超過棍子的兩到三倍。把混合物擠或推到棍子上，才能固定住，然後晾乾。

　　我發現前面的配方裡所包含的木炭既難聞又沒必要，而且在過程中必須不斷洗手。雖然是傳統配方，但木炭會讓薰香帶點令人不舒服的氣味。

所以我創造了效果比較好的另一種配方法：

錐形薰香基底 #2
6 份粉末狀檀香（或雪松、松樹、杜松）
2 份粉末狀安息香（或乳香、沒藥等）
1 份磨碎的鳶尾根
6 滴精油（使用以其中一種薰香成分製造的精油）
3 ～ 5 份授能過的薰香混合物

在這個配方法中，我以授能過的木料來取代木炭。如果薰香配方裡有包含檀香，就在基底中使用檀香。如果沒有，就使用雪松、松樹或杜松，端看你要做什麼類型的薰香。盡量讓薰香基底中的木料符合薰香配方裡的木料，如果無法做到，用檀香就對了。

把前三種成分混拌在一起，直到混合均勻。然後加入精油，再混拌一次。接著再加入三到五份已經做好的薰香混合物，當然，它應該粉末狀的。測量重量，然後加入百分之十的硝酸鉀。

混拌均勻後，加入紫雲英樹膠，再混拌一次，然後以前述的方法塑型。

可燃薰香的組成規則

在混合可燃薰香時，需要遵守一些規則，以下是提供給「錐形薰香基底 #2」使用的。如果你不遵守的話，薰香可能燒不起來。在可燃薰香上，能夠實驗的空間比不可燃薰香還要少。

首先，不要使用超過百分之十的硝酸鹽，千萬不要！

還有，調製時要使用比例適當的木料（例如，檀香、沉香、雪松、杜松和松樹）和樹膠樹脂（例如，乳香、沒藥、安息香、柯巴脂）：木料粉末至少是樹脂的兩倍。如果樹脂過多，混合物就燒不起來。

當然，這要看你加到基底裡的薰香是什麼類型，你也許需要視情況來修改比例。只要確定乳香等材料沒有超過最終混合物的三分之一，那麼一切應該就沒問題了。

雖然這無法擴及所有可燃薰香的製作原則（它本身就能寫成一本書了），但在你親手製作時，能夠提供你足夠的指引。你可以自己嘗試，但要記住這些規則。

薰香紙

薰香紙是可燃薰香中頗具趣味的變化。這裡不會用到木炭和紫雲英樹膠，而是以藥水和紙當作基本材料。完成後，你會有好幾張香氣濃郁的條形紙，而且要燻燒時也不會手忙腳亂的。

做薰香紙的時候，拿一張白色吸墨紙，把它裁成寬度一吋（約二‧五公分）、長度六吋（約十五公分）的紙條。

接著，把一茶匙半的硝酸鉀加到熱水中攪拌，直到硝酸鉀完全溶解。

把紙條浸到硝酸鉀溶液中，直到徹底浸透，然後將之掛起來晾乾。

現在你有用來燃燒薰香的紙版本炭磚了。讓它們產生香氣所要克服的障礙，是一般在燃燒紙的時候所產生的氣味。基於這個理由，應該使用味道濃郁的香氣，像是花草精（參見第十章）。

以樹膠和樹脂混合而成的花草精似乎效果最好。我曾試過用精油來做薰香紙，但成功的例子不多。

以你的魔法需求來為花草精授能，然後滴幾滴到紙條上。把花草精在紙上塗開來後，滴上更多的量，直到紙條的一面完全沾滿花草精。

把紙條掛起來晾乾，然後存放在有標籤的密封容器裡，留待需要時使用。

如果要加快乾燥的速度，可以把烤箱設定在低溫，烤箱門不要關上，放入浸好的薰香紙，等到紙乾燥之後再取出來。

一般來說，薰香紙應該用一種花草精來製作，而不用綜合花草精。不過我要再說一遍，你可以嘗試各種配方，直到得到良好的效果。

使用這些薰香紙的時候，只要拿出一張放到香爐上方。用火柴點燃其中一角，當那一角完全被火焰包圍時，迅速吹熄它。接著，把紙條放到香爐裡，讓它繼續燻燒，觀想或進行你的魔法儀式。

薰香紙應該會慢慢燃燒，並且釋放出宜人的香氣，不過這個結果會根據花草精味道的強烈程度和紙的類型而有所不同。

氣味平淡的薰香紙可用於取代炭磚。它的做法是，將紙浸到硝酸鉀溶液裡，晾乾，然後點燃一張放到香爐裡。在紙上撒一層薄薄的薰香，當紙條燃燒時，薰香也會在香爐裡燜燒。

也許你會遇到無法讓薰香紙持續燃燒的問題，秘訣在於要讓空氣在紙的下方循環。

為了達到這個目的，你可以把紙放到香爐裡的某個耐熱物體上，或是在香爐裡放進鹽或沙子，然後把紙的一端插入鹽堆或沙堆中，就像插上線香一樣，紙便會一直燒到最後。

薰香紙是一般可燃薰香之外的另一種簡單而有趣的選擇。試試看！

香爐

無論你使用的是生薰香、塊狀薰香或薰香紙，都需要一個用來燃燒薰香的容器。

香爐可以是鍍金的、帶有鍊子的、教會使用的類型，到一碗沙或鹽等都適宜，它的類型真的沒什麼關係。我知道有些術士在有能力購買香爐之前，以碗和沙當香爐使用了好幾年。

雖然我有好幾個香爐，但我最喜歡的是一個來自墨西哥的缽。它是用熔岩鑿成的，以三支腳做支撐，用來做香爐很理想。

你自己的品味才能決定什麼樣的香爐適合你。如果找不到適合的，在碗裡裝半滿的沙子或鹽巴，那便是你的香爐。沙子對碗及其表面在遇熱時具有保護作用，也為棍形薰香提供一個現成可插入的地方。

使用可燃薰香

點燃薰香的一端，在點燃的地方燒熱之後便吹掉火焰，然後放到香爐裡。當薰香燃燒時，觀想你的魔法目標在生活中實現，就是這麼簡單。或許你也想點一支顏色適合的蠟燭，在上面塗抹與你的目標一致的芳香精油。

當然，燃燒薰香也可以是較大儀式中的一部分。

使用不可燃薰香

點燃一塊自燃炭磚（參見下方），把它放進香爐裡。當炭磚燒熱了且其中的硝酸鉀不再產生火花時，在它上面撒大約半茶匙的薰香。如果你想要的話，可以使用小湯匙。薰香會立刻開始燒起來，然後釋放出芳香的煙（註：燃燒和燻燒有所不同：雖然我在本書裡用了好幾次「燃燒薰香」的說法，但我真正的意思是「燻燒」）。

記住：剛開始只要使用少量的薰香，等到煙開始變稀薄的時候，再添加新的。如果你一下子就倒入一滿匙的薰香，它也許會把炭磚悶熄，所以一次只要用一點就好。含有大量樹脂和樹膠（乳香、沒藥等）的薰香，比主要成分為木料和樹葉的薰香能燒得更久。

不要敲掉炭磚上頭的灰燼，除非薰香開始傳出臭味。遇到這種情況時，用湯匙刮掉燃燒中的薰香和灰燼，然後添上新的薰香。乳香在燻燒一段時間之後，的確容易散發出異味。

燃燒薰香可做為魔法儀式的一部分，用來讚頌較高的力量，或是做為魔法的直接行為，像是淨化屋子的負面能量，或使平穩的和平振動貫穿其間。

炭磚

炭磚是燃燒不可燃薰香的必需品。市售的尺寸差異很大，從直徑超過一吋（約二‧五公分，通常是圓形的），到半吋（約一‧三公分）的大小都有。大部分的宗教和神秘儀式用品供應商都有存貨，也可以透過郵購取得。

炭磚在製造的過程中會加入硝酸鉀來幫助燃燒。在接觸到點燃的火柴時，新鮮炭磚的火焰會散裂出火花，並且迅速蔓延到整塊炭磚上。如果你想要的話，可以拿住炭磚，這樣很容易點燃。但是要迅速地把它放回香爐裡，以免燒到你的手指。或者，把炭磚放在香爐裡再點燃，這樣可以防止燙傷。不過這種方式比較難做到。

可惜的是，有些炭磚並不新鮮，已經受潮或是沒有被適當地浸在硝酸鉀溶液裡，所以不容易點燃。遇到這種情況時，你要持續點燃炭磚，直到它均勻地燒成紅色，然後再撒上薰香。

簡易薰香

這些都是單一藥草薰香,當你需要時可以放在炭磚上燻燒。

由於它們不是混合物,所以我沒有把它們納入後面的配方清單中,而是擺在這裡。

在效果上,它們是即時可用的薰香,不需要混拌或測量重量。只要磨碎並在使用前授能就好了。

- **多香果**:用於招財和吸引好運,以及提供額外的身體能量。
- **金合歡膠**:用於淨化和保護住家。
- **月桂**:少量使用,用於淨化、療癒、保護,以及使心靈力量變得敏銳。
- **安息香**:用於淨化、繁榮和提升心智力量。
- **雪松**:用於淨化、保護、加速療癒和促進靈性,以及獲得錢財。
- **肉桂**:用於使心靈力量變得敏銳、招財、加速療癒、給予保護,以及鞏固戀情。
- **丁香**:保護、驅邪、錢財、戀情和淨化。
- **柯巴脂**:用於保護、清潔、淨化、提升靈性,以及在使用於魔法前淨化水晶和其他石頭。
- **龍血**:用於戀情、保護、驅邪和性能力。
- **蕨類**:在室內焚燒乾葉時用來驅邪,在室外用來祈雨。
- **乳香**:保護、驅邪、靈性、戀情和聖化。
- **杜松**:驅邪、保護、療癒和戀情。
- **沒藥**:療癒、保護、驅邪、平靜、聖化、冥想。
- **松樹**:用於招財、淨化、療癒和驅邪。
- **迷迭香**:用於保護、驅邪、淨化、療癒和安眠;恢復或維持青春,帶來戀情和提升智力。
- **鼠尾草**:用於促進療癒和靈性。
- **檀香**:用於保護、療癒、驅邪、靈性。
- **百里香**:健康、療癒、淨化。

━━━━━━ 薰 香 配 方 ━━━━━━

跟本書舊版本不同的是,這些配方包含了建議的比例。本書也納入了一些新配方,有些原本的配方則視情況而做了改進。

部分具有毒性、在美國目前的法律中受到限制或違法的成分,都標示了星號(*)。這些藥草並不推薦使用!

為了達到最好的效果,請以其他較不危險的成分來取代這些藥草。菸草通常是很適合的選擇(參見第三部分的簡介)。

亞伯拉寧(Abramelin)薰香

2 份沒藥

1 份沉香

幾滴肉桂精油

● 功效:用於在儀式中接觸幽靈,或做為簡易的聖化薰香,以聖化祭壇或魔法工具。

風薰香(當心!)

4 份安息香

2 份薰陸香

1 份薰衣草

一撮苦艾 *

一撮槲寄生 *

● 功效:用來召喚風元素的力量,或提升才智力量;如願旅行;溝通、學習和專注,或終結藥物上癮。

在占卜儀式中燻燒。

祭壇薰香

3 份乳香

2 份沒藥

1 份肉桂

● 功效:放在祭壇上燻燒的一般薰香,用來淨化該區域。

阿芙蘿黛蒂（Aphrodite）薰香

1 份肉桂

1 份雪松

幾滴絲柏精油

● 功效：用於吸引戀情的儀式。

阿波羅（Apollo）薰香

4 份乳香

2 份沒藥

2 份肉桂

1 份月桂

● 功效：用於占卜和療癒儀式。

幻影薰香（當心！）

3 份沉香

2 份芫荽

1 份樟腦

1 份艾草

1 份亞麻

1 份大茴香

1 份小荳蔻

1 份菊苣

1 份大麻 *

● 功效：用來引發幻影，如果你真的想要它發生的話。

白羊座薰香

2 份乳香

1 份杜松

3 滴雪松精油

● 功效：做為祭壇或居家薰香，用來提升個人力量。

通靈之旅薰香

3 份檀香

3 份安息香

1 份艾草

1 份克里特白蘚

- 功效：用一點點的量在室內燻燒，有助於靈魂出竅。

水瓶座薰香

1 份檀香

1 份絲柏

1 份松脂

- 功效：做為祭壇或居家薰香，用來提升個人力量。

巴比倫儀式薰香

3 份雪松

2 份杜松

1 份絲柏

1 份檉柳

- 功效：用於巴比倫和蘇美魔法儀式中，或是在與伊南娜、馬杜克（Marduk）、恩利爾（Enlil）、迪亞馬特（Tiamat）等神祇調和時來使用。

朔火節薰香

3 份乳香

2 份檀香

1 份香豬殃殃

1 份玫瑰花瓣

幾滴茉莉精油

幾滴橙花精油

- 功效：用於朔火節（又稱五朔節，在四月三十日）的威卡儀式中，祈求財富和受惠，以及與不斷變化的季節調和。

纏繞植物薰香（當心！）

4 份異株蕁麻

4 份薊

4 份粉節草

1/4 份龍葵 *

1/4 份烏頭 *

● 功效：在戶外儀式中小心使用，可用來摧毀有害的習慣和想法。只需用少量，不要吸入它的煙！

再生薰香

3 份乳香

1 份毛蕊花

1 份菊花

● 功效：因為朋友或關愛的人過世而感到心煩意亂時焚燒。

事業薰香

2 份安息香

1 份肉桂

1 份羅勒

● 功效：用來吸引客戶。

巨蟹座薰香（月亮之子）

2 份沒藥

1 份檀香

1 份尤加利

1 份檸檬皮（或幾滴檸檬精油）

● 功效：做為祭壇或居家薰香，用來提升個人力量。

摩羯座薰香

2 份檀香

1 份安息香

幾滴廣藿香精油

● 功效：做為祭壇或居家薰香，用來提升個人力量。

儀式魔法薰香

3 份乳香

2 份薰陸香

1 份沉香

● 功效：這個配方取自《索羅門之鑰》，是各種魔法書裡常見的典型配方。可用於一般魔法，用來提升力量和淨化區域。其他的配方可能還包括肉荳蔻皮、白蘭地和馬鞭草等成分。

儀式魔法薰香 #2

2 份乳香

1 份沉香

幾滴麝香精油

幾滴龍涎香精油

● 說明：儀式魔法薰香的另一種配方法。

魔法圈薰香

4 份乳香

2 份沒藥

2 份安息香

1 份檀香

1/2 份肉桂

1/2 份玫瑰花瓣

1/4 份馬鞭草

1/4 份迷迭香

1/4 份月桂

● 功效：用於魔法圈（威卡教徒和魔法師進行儀式的區域）的一般性事務，也能做為一般的儀式薰香。（註：魔法圈〔又稱為「力量圈」、「神聖空間」通常是搭配魔法儀式來使用〕是藉著引導個人力量來形成一個包圍著儀式區域的能量球體。請參考史考特‧康寧罕的《神聖魔法學：當代神秘學大師喚醒自然能量的實踐經典》。）

潔淨薰香

3 份乳香

3 份柯巴脂

2 份沒藥

1 份檀香

- 功效：燃燒這種薰香來清除家裡的負面振動能量，尤其是當家庭成員有爭執時，或家裡充滿了憤怒、嫉妒、沮喪、恐懼和其他負面情緒時。燃燒這種混合物時要打開窗戶，保持空氣流通。

聖化薰香

2 份沉香

1 份肉荳蔻皮

1 份蘇合香（或金合歡膠）

1 份安息香

- 功效：在淨化或聖化魔法工具、寶石、水晶和其他石頭時，燻燒這種薰香，並且讓工具在煙裡穿梭數次，一邊觀想香氛的煙正在淨化工具。

勇氣薰香

2 份龍血

1 份乳香

1 份玫瑰天竺葵的葉子（或幾滴玫瑰天竺葵精油）

幾滴零陵香豆特調精油

幾滴麝香精油

- 功效：當你缺乏勇氣時燃燒的薰香。如果你在當下的情況無法燃燒薰香，就回想它的氣味，然後鼓起勇氣。
  如果沒有零陵香豆特調精油，就用零陵香豆花草精或香草花草精（或萃取液）。

水晶淨化薰香

2 份乳香

2 份柯巴脂

1 份檀香

1 份迷迭香

1 撮細鹽

1 小塊淨化過的尖形水晶柱

● 說明：使用時，倒一點薰香在木炭上（水晶留在罐子裡），讓它燻燒，把要淨化的水晶放在煙裡淨化，觀想煙送走了水晶的不潔。當然，這個薰香可與其他的淨化儀式結合使用，或取代它們。（註：如果要淨化材料中的小塊水晶，可以將它放在陽光下幾天，然後放在流水中一個晚上，或是埋在土裡幾週。）

破除詛咒薰香

2 份檀香

1 份月桂

● 功效：如果你覺得自己受到詛咒，就於晚間在窗邊焚燒這個薰香（要將窗戶打開）。

儘管詛咒很罕見，但是如果我們相信自己被詛咒，那就是被詛咒了！這時，燻燒這個薰香並觀想它驅走你身上所有負面的東西。如果可能或你想要的話，在月虧期的七個晚上重複進行這個儀式。

破除詛咒薰香 #2

2 份檀香

1 份月桂

1 份迷迭香

● 說明：破除詛咒薰香的另一種配方法。

破除詛咒薰香 #3

2 份乳香

1 份迷迭香

1 份龍血

● 功效：用來驅除一般性的負面事物。

占卜薰香（當心！）

1 份丁香 *

1 份菊苣

1 份委陵菜

- 功效：在使用塔羅牌、魔鏡、水晶球、符文石等期間或之前，燻燒這個薰香。但要注意：這種薰香並不好聞！

占卜薰香 #2

2 份檀香

1 份橙皮

1 份肉荳蔻皮

1 份肉桂

- 說明：占卜薰香的另一種配方法，這個版本好聞多了。

夢薰香

2 份檀香

1 份玫瑰花瓣

1 份樟腦

幾滴晚香玉特調精油

幾滴茉莉精油

- 功效：睡覺前在臥房裡少量燻燒，有助於做通靈的夢。在就寢前把香爐拿走。

  只使用天然樟腦（參見第四章）。如果找不到天然樟腦，就加幾滴樟腦精油，在大部分的藥房都可以買到。

土元素薰香

2 份松脂（松木焦油脂）或松針

1 份廣藿香

1 撮細鹽

幾滴絲柏精油

- 功效：用來喚起土元素的力量以求財、求安定等（更多關於土元素的資訊請參見第三部分）。

地球薰香

1 份松針

1 份百里香

幾滴廣藿香精油

● 功效：用來讚頌地球，可用於所有崇敬地球的儀式中（細節請參見第三部分）。

埃及薰香

4 份乳香

3 份金合歡膠

2 份沒藥

1 份雪松

1 份杜松

1 份菖蒲

1 份肉桂

● 功效：用於埃及儀式，或用來讚頌任何古埃及神祇，例如伊西絲（Isis）、歐西里斯（Osiris）、托特（Thoth）、阿努比斯（Anubis）、塞爾凱特（Selket）、赫凱特（Heket）等等。

溫馨之家薰香

2 份龍血

2 份沒藥

1 份杜松

1/2 份檫木

1/2 份橙花

1/2 份玫瑰花瓣

● 功效：用來祈求家庭安全、溫暖和充滿愛。也可以當作禮物送人。

滿月慶典薰香

4 份乳香

3 份沒藥

2 份安息香

1 份檀香

1 份梔子花花瓣

1/2 份鳶尾根

1/2 份百里香

1/2 份罌粟籽

1/2 份玫瑰花瓣

● 功效：用於滿月時的儀式和施咒中，或是年輪慶典（參見附錄一：字彙表）以外的任何威卡教聚會。

驅邪薰香

3 份乳香	1 份艾草
1 份迷迭香	1 份聖約翰草
1 份月桂	1 份歐白芷
1 份路邊青	1 份羅勒

- 功效：燃燒時要將窗戶打開。這是用於受干擾之處的強效淨化薰香。在燻燒時，要透過嘴巴來呼吸。

火元素薰香

3 份乳香

2 份龍血

1 份紫檀香

一撮番紅花

幾滴麝香精油

- 功效：用來召喚火的力量和幽靈，也用於祈求成功、力量、保護、健康、戀情和其他類似的目標。純正的番紅花也許貴得嚇人，所以使用最少量就夠了。如果你沒有存貨，就用橙皮來取代。

死亡天使之火

1 份檀香

1 份雪松

1 份杜松

- 功效：在做顯像占卜時使用，或將這種薰香丟入火焰剛熄的熱炭堆上，凝視著從熱炭堆中產生的影像；後者儀式最好於夜晚在海灘上進行。死亡天使之火薰香也被當作一般誘導通靈的薰香。

「緊急狀況」薰香（當心！）

（靈感來自 Jim Alan 的歌〈Talkin' Wicca Blues〉）

3 份乳香	1 份迷迭香
2 份龍血	1 份阿魏 *
2 份沒藥	1 份卡宴辣椒 *

1 份天堂籽　　　　　　　　　　1 份大蒜 *

1 份芸香 *

- 功效：用來擺脫邪靈、憤怒的鬼魂、稅務員、酒鬼等討厭的人或鬼。當這種薰香在燻燒時，要往後站，並且摒住呼吸，或者最好別待在室內。標註星號的藥草不見得是危險或有害的，但是它們燃燒時冒出的煙，對眼睛、鼻子和肺具有強烈的刺激性。

滿月儀式薰香

3 份乳香

1 份檀香

- 功效：用於滿月儀式中，或單純地只是與月亮調和。

滿月儀式薰香 #2

2 份檀香

2 份乳香

1/2 份梔子花花瓣

1/4 份玫瑰花瓣

幾滴龍涎香精油

- 說明：滿月儀式薰香的另一種配方法。

滿月儀式薰香 #3

3 份梔子花花瓣

2 份乳香

1 份玫瑰花瓣

1/2 份鳶尾根

幾滴檀香精油

- 說明：滿月儀式薰香的第三種配方法。

賭博薰香

2 份薰陸香

2 份乳香

● 功效：在賭博前焚燒。

雙子座薰香

2 份薰陸香

1 份香櫞（或 1 份橙皮和檸檬皮的混合）

1/2 份肉荳蔻皮

● 功效：做為祭壇或居家薰香，用來提升個人力量。

希臘神祇薰香

4 份乳香（獻給太陽神阿波羅）

2 份沒藥（農神狄蜜特／Demeter）

1 份松樹（海神波塞頓／Poseidon）

1 份玫瑰花瓣（愛神阿芙蘿黛蒂）

1 份鼠尾草（眾神之王宙斯／Zeus）

1 份白柳樹皮（冥界王后泊瑟芬／Persephone）

幾滴橄欖油（勝利與智慧女神雅典娜／Athena）

幾滴絲柏精油（狩獵女神阿蒂蜜斯／Artemis；黑月女神赫卡蒂／Hecate）

● 功效：用來讚頌這些神祇。

療癒薰香

1 份迷迭香

1 份杜松子

● 功效：用來加速療癒，在焚燒的同時進行觀想。

療癒薰香 #2

2 份沒藥

1 份肉桂

1 撮番紅花

● 說明：療癒薰香的另一種配方法。

療癒薰香 #3（當心！）

3 份沒藥

2 份肉豆蔻果仁

1 份雪松

1 份丁香 *

1/2 份檸檬香蜂草

1/2 份罌粟籽

幾滴松樹精油

幾滴杏仁油

● 說明：療癒薰香的第三種配方法。

療癒薰香 #4

3 份沒藥

1 份玫瑰花瓣

1 份尤加利

1 撮番紅花

幾滴雪松精油

療癒薰香 #5

2 份杜松子

1 份迷迭香

赫卡蒂薰香

3 份檀香

2 份絲柏

1 份綠薄荷或胡椒薄荷

● 功效：用來讚頌赫卡蒂，在月虧期間於十字路口或儀式中焚燒。

讚頌薰香

2 份安息香

2 份沉香

1/2 份胡椒草（或芸香）

● 功效：用於讚頌和愛戴。

角神薰香

2 份安息香

1 份雪松

1 份松樹

1 份杜松子

幾滴廣藿香精油

● 功效:用來讚頌角神變化多端的外貌,尤其是在威卡儀式中。

居家淨化薰香

3 份乳香

2 份龍血

1 份沒藥

1 份檀香

1 份藥水蘇

1/2 份蒔蘿籽

幾滴玫瑰天竺葵精油

● 功效:在家裡焚燒,用於淨化,至少每個月一次,滿月時是個好時機。 此外,在搬進新家前也要焚燒這種薰香。

火炬節薰香

3 份乳香

2 份龍血

1/2 份紫檀香

1 份肉桂

幾滴紅酒

● 功效:在這份藥草混合物裡,加入一撮火炬節(二月一日)時在你住所 附近綻放的第一批花(先乾燥)。於威卡教的火炬節儀式中焚燒,或單 純用來與太陽象徵性的重生(冬天衰退和春天到來)調和。

反魅魔薰香(當心!)

2 份檀香

2 份安息香

2 份沉香

2 份小荳蔻

1/2 份菖蒲

1/2 份馬兜鈴

1/2 份薑

1/2 份胡椒

1/2 份肉桂

1/2 份丁香 *

1/2 份康乃馨

1/2 份肉荳蔻果仁 *

1/2 份肉荳蔻皮

1/2 份蓽澄茄籽

幾滴白蘭地

● 功效：這個古老的配方是用來抵擋魅魔（參見附錄一：字彙表）的。

伊西絲薰香

3 份沒藥

2 份檀香

1 份乳香

1 份玫瑰花瓣

幾滴蓮花特調精油（參見第四章）

● 功效：用來崇敬伊西絲，或是在進行任何類型的魔法時焚燒，因為伊西絲是萬物女神。

木星薰香

2 份沉香

1 份安息香

1 份蘇合香（或金合歡膠）

1/4 份梣樹籽

1 撮天青石粉末

幾滴橄欖油

● 功效：混合後焚燒。此配方的特別在於含有石頭（天青石），它也可以做成木星幸運符。可用於與財富、擴張、法律和運氣有關的施咒。

木星薰香 #2

3 份乳香

1 份肉荳蔻皮

1 份小荳蔻

1/2 份基列香膏

1/4 份研磨過的橡樹葉

1/8 份研磨過的石榴皮

1 撮番紅花

幾滴龍涎香精油

● 說明：木星薰香的另一種配方法。

木星薰香（當心！）#3

1 份丁香 *

1 份肉荳蔻果仁 *

1 份肉桂

1/2 份檸檬香蜂草

1/2 份香櫞皮（或等量的乾檸檬皮和橙皮）

● 說明：木星薰香的第三種配方法。

埃及奇斐香（Kyphi）

4 份乳香	1/2 份桂皮
2 份安息香	1/2 份杜松子
2 份薰陸香	1/2 份鳶尾根
2 份沒藥	1/2 份絲柏
1 份雪松	幾滴蓮花特調精油
1 份高良薑（或薑）	幾滴白酒
1/2 份菖蒲（或岩蘭草）	幾滴蜂蜜
1/2 份小荳蔻	7 顆葡萄乾
1/2 份肉桂	

● 說明：把其中乾燥的材料混合均勻，然後靜置於密封罐裡兩週。用另一個碗混合特調精油、酒、蜂蜜和葡萄乾，加到乾燥的材料裡，然後用手混拌，再靜置兩週。

　　之後，如果你想要的話，可以把它磨成細粉。奇斐香可用於夜晚的儀式裡召請埃及神祇，也可以當作一般的魔法薰香使用。

埃及奇斐香 #2（簡化版）

3 份乳香	1/2 份雪松
2 份安息香	2 滴蓮花特調精油
2 份沒藥	2 滴白酒
1 份杜松子	2 滴蜂蜜
1/2 份高良薑	幾顆葡萄乾
1/2 份肉桂	

● 説明：混合，焚燒，用法同上。

獅子座薰香

2 份薰陸香

1 份檀香

1 份杜松子

● 功效：做為祭壇或居家薰香，用來提升個人力量。

天秤座薰香

2 份檀香

1 份百里香

幾滴玫瑰精油

● 功效：做為祭壇或居家薰香，用來提升個人力量。

不遭竊薰香

3 份乳香

2 份杜松子

1 份岩蘭草

1/2 份孜然

● 説明：保護家中不遭竊。白天時把這個藥草混合物放在香爐裡燻燒，先擺在前門，然後移到可能讓小偷趁虛而入的每一個開口（門、窗戶、地下室等）。

觀想它的煙霧形成一個可見但不能穿越的屏障。以順時鐘方向走遍家裡所有地方，必要時補充薰香。

如果可能的話，在每個月的滿月時重複一次，或是在需要時使用。這個薰香的設計是要「鎖」住你的住家，以防止入侵者——但也別忘了將你家的門鎖好。

戀情薰香

2 份檀香

1/2 份羅勒

1/2 份佛手柑
幾滴玫瑰精油
幾滴薰衣草精油

● 功效：用來吸引戀情、強化已擁有的愛情，以及擴展你付出和得到愛情
的能力。

戀情薰香 #2
2 份龍血
1 份鳶尾根
1/2 份肉桂
1/2 份玫瑰花瓣
幾滴麝香精油
幾滴廣藿香精油

● 說明：戀情薰香的另一種配方法。

豐收節薰香
2 份乳香
1 份帚石楠
1 份蘋果花
1 撮黑莓葉
幾滴龍涎香精油

● 功效：在八月一日或二日的威卡教儀式中焚燒豐收節薰香，或與即將收
成的收穫調和時使用。

秋分薰香
2 份乳香　　　　　1 份松樹
1 份檀香　　　　　1/2 份橡木苔（或幾滴橡木苔特調精油）
1 份絲柏　　　　　1 撮研磨過的白櫟木葉
1 份杜松

● 功效：在秋分時（大約在九月二十一日）的威卡教儀式中焚燒，或與季
節的改變做調和時焚燒。

火星薰香

4 份安息香

1 份松針（或松脂）

1 小撮黑胡椒

● 功效：用來吸引火星的影響力，或是用於與性慾、體力、競爭有關的符咒，以及與男性有關的儀式中。

火星薰香 #2（當心！）

2 份高良薑

1 份芫荽

1 份丁香 *

1/2 份羅勒

1 小撮黑胡椒

● 說明：火星薰香的另一種配方法。

火星薰香 #3（當心！）

2 份龍血

1 份肉桂

1 份丁香 *

1 份天堂籽

● 說明：火星薰香的第三種配方法。

薩滿藥輪薰香

2 份鼠尾草

1 份茅香

1 份松脂或松針

1 份奧沙根（或歐白芷根）

1 小撮菸草

● 功效：用於崇敬美洲印地安神祇和幽靈的儀式中，也可用於與那塊土地的能量調和時。

冥想薰想

1 份阿拉伯膠（或金合歡膠）

1 份檀香

● 功效：在冥想前燒一點點，用來放鬆意識心智。

水星薰香

2 份安息香

1 份肉荳蔻皮

1/2 份馬鬱蘭

幾滴薰衣草精油

● 功效：用來召喚水星的力量，或用於與才智、旅遊、占卜等有關的施咒。（關於水星魔力的更多資訊請參見第三部分。）

水星薰香 #2

2 份安息香

1 份乳香

1 份肉荳蔻皮

● 說明：水星薰香的另一種配方法。

水星薰香 #3

2 份檀香

1 份薰陸香

1/2 份薰衣草（或幾滴薰衣草精油）

● 說明：水星薰香的第三種配方法。

墨西哥魔法薰香

2 份柯巴脂

1 份乳香

1 份迷迭香

● 功效：在墨美民俗魔法儀式和施咒中燻燒。

夏至薰香

2 份檀香　　　　　　　　　　幾滴玫瑰精油

1 份艾草　　　　　　　　　　幾滴薰衣草精油

1 份洋甘菊　　　　　　　　　幾滴西洋蓍草精油

1 份梔子花花瓣

● 功效：用於夏至時（大約在六月二十一日）的威卡教儀式中，或是與季節及太陽調和時使用。

夏至薰香 #2

3 份乳香　　　　　　　　　　1 份迷迭香

2 份安息香　　　　　　　　　1 撮馬鞭草

1 份龍血　　　　　　　　　　幾滴紅酒

1 份百里香

● 説明：夏至薰香的另一種配方法。

月亮薰香

2 份乳香

1 份檀香

幾滴尤加利精油

幾滴茉莉精油

幾滴樟腦油

● 功效：用來吸引月亮的影響力，也用於通靈工作、戀情魔法、療癒，以及與家庭魔法和夢境魔法相關的儀式裡。

月亮薰香 #2

4 份檀香　　　　　　　　　　1 份艾草

2 份沉香　　　　　　　　　　1/2 份毛茛花

1 份尤加利　　　　　　　　　1 份史雷納脱普（Selenetrope）

1 份研磨過的小黃瓜籽　　　　幾滴龍涎香精油

● 説明：我不知道史雷納脱普是什麼，但可以用梔子花或茉莉來取代。

月亮薰香 #3

2 份杜松子

1 份鳶尾根

1 份菖蒲

幾滴樟腦油（或樟腦花草精，或 1/4 份天然樟腦）

幾滴蓮花特調精油

● 說明：月亮薰香的第三種配方法。

月亮薰香 #4

2 份沒藥

2 份梔子花花瓣

1 份玫瑰花瓣

1 份檸檬皮

1/2 份樟腦

幾滴茉莉精油

月火薰香

1 份玫瑰

1 份鳶尾根

1 份月桂

1 份杜松

1 份龍血

1/2 份硝酸鉀

● 功效：用於占卜、戀情及和諧。這個薰香裡包含硝酸鉀的目的是為了產生火花和熱光。要注意，如果你加太多的話，它會爆炸！

九木薰香

1 份花楸木（或檀香）

1 份蘋果木

1 份山茱萸

1 份白楊木

1 份杜松

1 份雪松

1 份松樹

1 份冬青枝

1 份接骨木（或白樺木）

- 説明：取每一種木料的鋸木屑，混合在一起，當室內儀式需要升火或想升火但情況不是很適合的時候，可以把這種薰香放在木炭上薰燒。這個薰香會散發出曠野營火般的芳香。

奉獻禮薰香

2 份乳香

1 份沒藥

1 份肉桂

1/2 份玫瑰花瓣

1/2 份馬鞭草

- 功效：用來讚頌女神和男神，也能做為一種供奉。

春分薰香

2 份乳香

1 份安息香

1 份龍血

1/2 份肉荳蔻果仁

1/2 份香菫花（或幾滴香菫精油）

1/2 份橙皮

1/2 份玫瑰花瓣

- 功效：用於春分時（大約在每年的三月二十日到二十四日）的威卡教儀式，或是用於歡迎春天和重振你的生活。

佩蕾薰香

2 份乳香

1 份龍血

1 份紫檀香

1 份橙皮

1 份肉桂

幾滴丁香精油

- 功效：用於讚頌夏威夷火山女神佩蕾，或為了任何儀式而需要額外的力量時，或當你覺得被別人操弄時，或用於一般的火元素符咒。當你想充滿佩蕾女神的力量時，也可以燻燒這個薰香。（註：佩蕾不只是毀滅女

神，也是創造女神，一位真正的母神，因為每當她有一朵熔岩花接觸到
海洋時，她便會創造新的陸地。她是威力強大的女神，直至今日仍然受
到夏威夷人的崇敬。）

雙魚座薰香

2 份乳香

1 份尤加利

1 份檸檬皮

幾滴檀香精油

● 功效：做為祭壇或居家薰香，用來提升個人力量。

一般行星薰香（當心！）

1 份沒藥　　　　　　　　1 份乳香

1 份薰陸香　　　　　　　1 份樟腦

1 份木香　　　　　　　　1 份紫檀香

1 份香沒藥　　　　　　　1 份沉香

1 份蘇合香　　　　　　　1 份大戟 *

1 份百里香

● 說明：適用於一般的魔法用途。這個配方裡的有害物質是大戟，可用菸
草取代。可以用金合歡膠取代蘇合香，如之前提過的。香沒藥幾乎是無
法取得的，可以用香沒藥精油或金合歡膠來取代。

預言薰香（當心！）

1 份旋覆花籽

1 份香菫菜根

1 份香芹

1 份大麻籽 *

● 功效：用於占卜和通靈工作。

預知夢薰香

2 份乳香

1 份南非香葉木

- 功效：在睡前焚燒這個薰香，就可以刺激通靈心智而產生揭示未來的夢境，並且確保意識心智會在早晨醒來後還記得那些夢，就能夠對未來有些許的掌握。

富庶薰香

2 份乳香

1 份肉桂

1 份肉荳蔻果仁

1 份檸檬香蜂草

1 份香櫞

- 功效：用來吸引財富。

保護薰香

2 份乳香

1 份龍血

1/2 份藥水蘇

- 功效：在觀想時焚燒，用於保護身心。

保護薰香 #2

2 份乳香

1 份檀香

1/2 份迷迭香

- 說明：保護薰香的另一種配方法。

保護薰香 #3（當心！）

1 份乳香

1 份沒藥

1/2 份丁香 *

- 說明：保護薰香的第三種配方法。

保護薰香 #4
2 份乳香
1/2 份孜然

保護薰香 #5
4 份乳香
3 份沒藥
2 份杜松子
1 份迷迭香
1/2 份路邊青

1/2 份艾草
1/2 份西洋蓍草
1/2 份聖約翰草
1/2 份歐白芷
1/2 份羅勒

保護薰香 #6
2 份乳香
1 份柯巴脂
1 份龍血

通靈薰香
3 份乳香
1 份拳參
● 功效：用來使通靈力量變得更敏銳。

通靈薰香 #2
2 份檀香
1 份阿拉伯膠（或金合歡膠）
● 說明：通靈薰香的另一種配方法。

通靈薰香 #3
1 份乳香
1 份檀香
1 份肉桂
1 份肉荳蔻果仁 *

幾滴甜橙精油

幾滴丁香精油

淨化薰香（當心！）

4 份乳香

2 份月桂

1 份樟腦

1 撮細鹽

1 撮硫磺 *

- 功效：用來淨化受擾亂的居家氣氛。燻燒時，把窗戶打開，不要吸入硫磺的煙霧。

淨化薰香 #2

2 份檀香

1 份肉桂

- 說明：淨化薰香的另一種配方法。雖然這個配方裡不含硫磺，但在燻燒各種淨化薰香時最好將窗戶打開。

淨化薰香 #3

3 份乳香

1 份馬鞭草

- 說明：淨化薰香的第三種配方法。

雨薰香（當心！）

4 份帚石楠

1 份蕨類

1/2 份天仙子 *

- 功效：在戶外的荒蕪山丘上焚燒，以祈求降雨。不要吸入它的煙霧！

「召喚亡者」薰香

1 份胡椒草

1 份紅蘇合香

1 撮番紅花

幾滴麝香精油

- 功效：把材料混合在一起，拿到墳墓上方燻蒸。這會使幽靈和鬼魂聚集
  過來，至少根據古書是這樣子的。

富惠薰香（當心！）

2 份安息香

1 份沉香

1/2 份胡椒草

1/2 份丁香 *

- 功效：當你需要恩惠和財富時焚燒。

年輪慶典薰香（當心！）

4 份乳香

2 份沒藥

2 份安息香

1/2 份月桂

1/2 份茴香

1/2 份百里香

1/2 份普列薄荷

1/2 份玉竹

1/4 份芸香 *

1/4 份苦艾 *

1/4 份洋甘菊

1/4 份玫瑰花瓣

- 功效：在威卡教的年輪慶典中焚燒。

射手座薰香（當心！）

2 份乳香

1 份沒藥

1 份丁香 *

- 功效：做為祭壇或居家薰香，用來提升個人力量。

阿茲特克芳香薰香

3 份柯巴脂

2 份乳香

1 份迷迭香

1 份鼠尾草

1 份檸檬香茅	1/2 份金盞花
1 份月桂	1/2 份北美聖草

- 功效：用於古老的阿茲特克儀式和所有的墨美民俗魔法，也能做為一般性的淨化薰香。我第一次知道這種配方法是在十年前，從我家附近的一位藥草店老闆那兒聽到的，他是個拉丁人，後來我發現在提華納（Tijuana）的秘術藥草專賣店有賣。它是現代墨西哥民俗魔法中很有名的薰香。

土星薰香（當心！）

2 份乳香	1/4 份天仙子籽 *
2 份罌粟籽 *	1/4 份曼德拉草 *
1 份金合歡膠	幾滴橄欖油
1 份沒藥	

- 功效：用來吸引土星的影響力，也用於與建築、研究過去的生活，驅逐疾病、害蟲和負面習慣有關。這個薰香可能有損你的健康，推薦的土星薰香請見配方法 #3，或是以 1/2 份的菸草來取代上列的天仙子和曼德拉草。

土星薰香 #2（當心！）

2 份雪松	1 份阿魏 *
2 份栲樹葉	1 份硫磺 *
1 份明礬	1/4 份龍葵 *
1 份司格蒙旋花脂	

- 說明：土星薰香的另一種配方法，但不推薦。如果省略龍葵，這個薰香就對人體沒有害處，但是味道仍然很可怕！

土星薰香 #3

2 份檀香
2 份沒藥
1 份克里特白蘚
幾滴絲柏精油

幾滴廣藿香精油

● 説明：這是推薦的土星薰香配方。如果你要用這四種的其中之一，就是它了！

土星薰香 #4（當心！）

1 份胡椒草

1 份曼德拉草 *

1 份沒藥

幾滴麝香精油

天蠍座薰香

2 份乳香

1 份高良薑

1 份松脂（松木焦油脂）

● 功效：做為祭壇或居家薰香，用來提升個人力量。

顯像占卜薰香（當心！）

1 份艾草

1 份苦艾 *

● 功效：在以水晶球、煙霧和水等做顯像占卜之前少量使用。當心，它的味道並不好聞。

通靈眼薰香

2 份薰陸香

2 份杜松

1 份檀香

1 份肉桂

1 份菖蒲

幾滴龍涎香精油

幾滴廣藿香精油

● 功效：混合均勻，授能，然後焚燒以提升通靈意識。

　這是出現在《魔法藥草學》中的另一種配方。它的變化版本中納入了大麻這個成分。

幽靈薰香（當心！）

4 份芫荽

1 份旱芹（香芹）

1/4 份天仙子 *

1/4 份毒參 *

● 功效：在室外焚燒，用來聚集幽靈。不要吸入它的煙霧！

幽靈薰香 #2（當心！）

像雜草的沙加賓根（Sagapen）？

毒參汁 *

天仙子汁 *

塔瑟斯巴布杜（Tapsus barbatus）？

紫檀香

黑胡椒草

● 說明：以煙霧讓幽靈和不知名的東西現形。要它們消散時，就在這個藥草混合物裡加上香芹，這會趕走所有的幽靈並且摧毀所有景象（看來與上列的「幽靈薰香 #1」相互矛盾）。

這個有五百年歷史的配方幾乎不可能做得出來，我列出來的用意只是當作一個古老藥草薰香的真實範例。大部分的古法薰香都跟這個薰香一樣很難配製。

什麼是「像雜草的沙加賓」？我一點兒也不知道！

幽靈薰香 #3

1 份大茴香

1 份芫荽

1 份小荳蔻

● 功效：用來聚集幽靈。

幽靈薰香 #4

1 份檀香

1 份薰衣草

- 功效：放在祭壇上燻燒，用來邀請優質的能量（或幽靈）在魔法儀式中現身。

幽靈薰香 #5

2 份檀香

1 份柳樹皮

- 功效：月盈的期間於夜晚時在戶外燻燒。

幽靈薰香 #6

3 份沉香

1 份木香

1 份荷蘭番紅花

幾滴龍涎香精油

幾滴麝香精油

幽靈薰香 #7（當心！）

3 份乳香

2 份芫荽

1 份茴香根

1 份桂皮

1/2 份天仙子 *

- 說明：把所有材料拿到一座幽暗、陰林、著魔的森林裡。找一截樹的舊枝殘幹，在上面撒乾的毛蕊花或廣藿香，然後放上一支黑蠟燭、香爐和薰香。點燃燭芯，焚燒薰香，靜靜等著，直到燭火突然熄滅。此時在黑暗中，你被幽靈包圍著。要驅散它們的時候，就焚燒阿魏或乳香。

你也許會納悶，為什麼我要在這本書裡列出七種幽靈薰香。唔，它們都很傳統，但我不推薦使用任何一種。這些薰香是魔法藥草師和魔法師代代傳承下來、饒富趣味的資產的一部分。我再次引述第一章的話：魔法不必透過幽靈來執行。魔法是引導個人力量（內在能量）和大地力量（植物和石頭中固有的），以實現所需的結果。此外，就算那些幽靈真的出現了，你要怎麼辦呢？

幽靈退散薰香（當心！）

1 份新風輪草

1 份芍藥

1 份薄荷（綠薄荷）

1/4 份蓖麻籽 *

● 功效：在戶外燻燒，以驅走所有的邪靈和幻像。如果你想使用這個配方，用幾滴蓖麻油來取代蓖麻籽，因為蓖麻籽有毒。

幽靈退散薰香 #2

2 份茴香籽

2 份蒔蘿籽

1/2 份芸香

● 說明：幽靈退散薰香的另一種配方法。

學習薰香

2 份薰陸香

1 份迷迭香

● 功效：用來強化學習的意識心智，以培養專注能力和改善記憶。

成功薰香（當心！）

3 份沉香

2 份紅蘇合香

1 份肉荳蔻果仁 *

● 功效：在執行任何任務之前焚燒。由於紅蘇合香（事實上是所有的蘇合香）無法取得，所以可以用乳香或金合歡膠取代。

太陽薰香

3 份乳香

2 份沒藥

1 份沉香

1/2 份基列香膏

1/2 份月桂

1/2 份康乃馨

幾滴龍涎香精油

幾滴麝香精油

幾滴橄欖油

● 功效：用來吸引太陽的影響力，或用於與升職、友誼、療癒、能量和魔法力量有關的施咒。

太陽薰香 #2

3 份乳香

2 份檀香

1 份月桂

1 撮番紅花

幾滴甜橙精油

● 説明：太陽薰香的另一種配方法。

太陽薰香 #3（當心！）

3 份乳香

2 份高良薑

2 份月桂

1/4 份槲寄生 *

幾滴紅酒

幾滴蜂蜜

● 説明：太陽薰香的第三種配方法。

幸運符聖化薰香（當心！）

明礬	雪松
司格蒙旋花脂	聖誕玫瑰 *
阿魏 *	梣樹葉
硫磺 *	

● 説明：放在陶盤上燻燒，然後把幸運符放到它的煙霧裡。我在這個配方中不寫出比例，因為我不推薦使用它。

建議你試試下列的無毒版本或聖化薰香，用它們來聖化所有的護身符和幸運符。

幸運符聖化薰香 #2（無毒版本）

2 份乳香   1 份纈草

1 份雪松   1 份明礬

1 份梣樹葉   1 份阿魏 *

1 份菸草

● 說明：雖然這個版本不會害死你，但就像上面那個版本一樣，它的氣味
  仍然很難聞。我衷心推薦聖化薰香。

金牛座薰香

2 份檀香

2 份安息香

幾滴玫瑰精油

● 功效：做為祭壇或居家薰香，用來提升個人力量。

神殿薰香

3 份乳香

2 份沒藥

幾滴薰衣草精油

幾滴檀香精油

● 功效：在神殿或「魔法房間」中焚燒，或做為一般性的魔法薰香。這個
  薰香能夠提升靈性。

小偷薰香（為了看見小偷）

1 份荷蘭番紅花

一撮明礬

● 功效：在古埃及，人們會將這個混合物放到火盆裡，然後盯著木炭。

千名太陽薰陽（當心！）

3 份乳香

1 份丁香 *

1/2 份紫檀

1/2 份檀香

1/4 份甜橙精油

3 撮鳶尾根

● 功效：用來吸引太陽的影響力（參見第三部分）。

真愛薰香

1 份肉桂

1 份鳶尾根

幾滴廣藿香精油

● 功效：用於戀情。

宇宙薰香

3 份乳香

2 份安息香

1 份沒藥

1 份檀香

1 份迷迭香

● 功效：用於所有正面的魔法目標。如果這個把配方用在負面的魔法目
　　標，薰香會消去符咒或儀式的影響力。

金星薰香

3 份沉香

1 份紅玫瑰花瓣

一撮紅珊瑚粉末（非必要）

幾滴橄欖油

幾滴麝香精油

幾滴龍涎香精油

● 功效：混合均勻後焚燒，用來吸引金星的影響力，像是戀情、療癒、合
　　夥關係，以及與女性有關的儀式。這個包含珊瑚的配方可以上溯到十六
　　世紀左右，當時珊瑚被認為是強大的戀情刺激物。現在我們知道珊瑚是
　　一種生物的骨骼，最好完全省略這一項。

金星薰香 #2

1 份香菫菜

1 份玫瑰花瓣

1/2 份橄欖葉

● 說明：金星薰香的另一種配方法。

金星薰香 #3

2 份檀香

2 份安息香

1 份玫瑰花苞

幾滴廣藿香精油

幾滴玫瑰精油

● 說明：金星薰香的第三種配方法。

處女座薰香

1 份肉荳蔻皮

1 份絲柏

幾滴廣藿香精油

● 功效：做為祭壇或居家薰香，用來提升個人力量。

幻影薰香

3 份乳香

1 份月桂

1/2 份透納樹葉

● 功效：在從事通靈工作之前少量燻燒。

幻影薰香 #2（當心！）

1 份菖蒲

1 份茴香根

1 份石榴皮

1 份紫檀

1 份黑罌粟籽

1/2 份天仙子 *

● 說明：幻影薰香的另一種配方法，但不推薦。

水元素薰香

2 份安息香

1 份沒藥

1 份檀香

幾滴蓮花特調精油

幾滴龍涎香精油

● 功效：用來吸引水元素的影響力，也用於培養通靈意識、促進戀情、繁
殖力、美麗等等。

財富薰香

1 份肉荳蔻果仁

1 份胡椒草

1 撮番紅花

● 功效：用來吸引財富。

財富薰香 #2

2 份松針或松脂

1 份肉桂

1 份高良薑

幾滴廣藿香精油

● 說明：財富薰香的另一種配方法。

財富薰香 #3（當心！）

2 份乳香

1 份肉桂

1 份肉荳蔻果仁

1/2 份丁香 *

1/2 份薑

1/2 份肉荳蔻皮

● 說明：財富薰香的第三種配方法。

冬至薰香

2 份乳香

2 份松針或松脂

1 份雪松

1 份杜松子

● 功效：混合均勻，在冬至時（大約在十二月二十一日左右）的威卡教儀式中焚燒，或在冬季的月份裡焚燒以淨化屋子，以及在冷天及寒夜中與自然的力量調和。

Chapter

7

魔法精油

把 精油用在魔法上的情況已經變得相當普遍，今日有許多巫毒民俗魔法的
愛好者常常使用「控制」和「走向我」特調精油。

這些被認為很古老的行為確實可以追溯到幾千年前，但是直到最近，人們
才將天然和合成的植物精油使用於儀式目的。

芳香精油的使用源自於古代的風俗習慣，製作方法是將芳香植物放在油或
脂肪中加熱。植物的香味被導入油脂中，所以精油會散發出香氣。

許多人告訴我，他們想製作自己的精油。可惜的是，這個過程很困難。為
什麼？有幾個理由：

- 需要在設備上做大量的投資。大部分的設備必須專門為這個目的而添
置，像是冷凝器、分餾裝置以及其他少見的昂貴必要設備。
- 需要大量的新鮮植物原料。你有好幾磅的新鮮晚香玉花瓣嗎？還有，那
些花瓣、葉子或植物根必須是適當的品種。
  舉例來說，最好的玫瑰精油來自於「遠古世界」的品種，幾乎不可能大
  量取得。
- 必須按照精確的標準小心製作。如果做錯或忽略了一個步驟——也許溫
度太高或太低——精油的品質就不夠好。
- 成果往往不值得所投資的時間和金錢。自製的康乃馨精油聞起來當然不
會像天然康乃馨的味道。
  在家裡提煉植物精油，很少不遇到困難的。所以，如果要用在儀式上的
  話，購買或調配優質精油就好了。

購買精油

市面上有許多品牌的精油,有些品牌只販售純正的天然精油,也就是從天然植物原料中提煉出來的精油(例如,薰衣草精油是從薰衣草提煉出來的)。另外有許多品牌販售混合、複合或特調精油(將各種天然精油混合在一起,製成散發特殊香氣的精油,參見第四章的特調精油範例)。

大部分的品牌所販售的是部分或完全合成的精油,儘管他們從來不在標籤上這麼註明。

在魔法上最好只使用天然、純正的精油。天然精油含有植物的魔法能量,也是最有效的。說真的,它們並不便宜,但是比較耐用,因為一次只要用一點點就夠了。設置大批的天然精油庫存會花很多錢,但是創造優質的魔法精油是必要的。

我使用合成品已經有許多年了,有些合成品雖然有效,但是跟天然精油的芳香和力量比起來,仍然相形見絀。記住,不要被製造商貼在合成品上的「天然精油」標籤唬哢了。

我知道你們有些人還是會繼續使用合成精油,不過,如果我能夠說服一些人涉足真正天然魔法的世界,我會很開心的。

至於從精油形式裡找不到的香氣(例如晚香玉、香豌豆等),請參考第四章的特調精油配方,將一些天然精油混合在一起製造出需要的香氛,並可用來取代真正的香氣,例如蓮花。

調配精油

調配或混合魔法精油並沒有魔法秘訣。基本的方法是:

- 收集配方裡所需要的精油(和特調精油)。
- 在一個乾淨、無菌的玻璃罐裡加入八分之一杯下列的蔬菜油之一:紅花油、杏仁油、葵花油、榛子油、椰子油、葡萄籽油、杏桃油、荷荷巴油。**我發現荷荷巴油是最好用的油**,因為它不是真的油脂,而是一種液態蠟。它從來不會變得帶有腐油味,保存期間比較長。

- 使用點眼藥器或每瓶天然精油都會附上的滴管，依照配方建議的比例加入精油。
- 以繞圈方式將精油拌入基底油裡，不要隨意攪拌，而是以順時鐘方向輕輕旋轉。
- 最後，把精油倒入密封罐、不透光或黑色的玻璃瓶裡，放在不受光、熱和溼氣影響的地方（不要放在浴室）。貼上標籤，待需要時使用。

範例

我們來試作快捷財精油，配方如下：

快捷財精油
7 滴廣藿香
5 滴雪松
4 滴岩蘭草
2 滴薑

我一邊觀想魔法目標（金錢），一邊將八分之一杯的荷荷巴油倒入一個無菌玻璃罐裡。在我面前的桌子上，放著廣藿香、雪松、岩蘭草和薑的精油，它們都不是合成品。

我一邊觀想金錢，一邊將七滴廣藿香精油加到荷荷巴油裡，然後以繞圈方式攪拌。我嗅一下味道，它的香氣蓋過了純荷荷巴油的淡淡氣味。

我繼續觀想，一邊加入五滴雪松精油，以繞圈方式攪拌。然後嗅一下味道，香氣出現了。

之後再加入四滴岩蘭草精油，一邊觀想，一邊攪拌。嗅一下味道，魔法精油的芳香隨著第三種香氣的加入和能量的結合，變得更濃郁了。

最後加入薑精油。它的氣味很濃烈，只需要兩滴就夠了。

我再攪拌，再嗅味道，再一邊觀想。經過一個短暫的授能儀式之後，魔法快捷財精油便完成了。

它的香氣豐富且有層次。在使用時一邊觀想，會更加有效地實現財源廣進的願望。

我能用合成品來製作嗎？當然行，效果還是有的。

使用精油

精油在魔法上的用途數也數不完。記住，使用精油時要搭配觀想和力量。

最常見的用法是，將精油塗抹在儀式中要點燃的蠟燭上。**魔法目標決定了要使用的精油類型和蠟燭的顏色**。精油的力量，會與蠟燭顏色的力量和燭火的力量結合在一起，所有這些能量進一步受到魔法師個人力量的增強，然後透過觀想而朝著魔法目標迅速前進。

精油也可單純用來塗抹在身上，將它們的能量傳入體內。所以，將戀情精油抹一點在手腕、頸部和心臟上方，會為使用者注入吸引愛情的能量。相同的，勇氣精油會為使用者注入面對逆境也能勇往直前的力量。

在水裡加幾滴精油，也能讓沐浴變成一種儀式。自然而然地進入儀式的氛圍當中，並且吸入精油的芳香，便能將精油的能量導入體內。

你可以在幸運符和護身符（又稱「飾物」或「香包」）上塗抹適當的調配精油。當然，在塗精油時心裡要想著特定的魔法目標。

你也可以在施咒時和儀式中，為水晶球及其他石頭塗上精油，以提升它們的能量。然後，你配戴這些石頭，或是把它們擺成能夠實現特定魔法目標的神秘圖案。

一旦你開始使用精油之後，便會開始了解精油的其他儀式用途。

純正精油和特調精油的指南

這是關於最常使用的精油和特調精油的魔法特性清單，裡頭不包含合成精油。這些精油可以直接使用於上述的目的，但是在你將純精油塗抹於皮膚之前，應該先稀釋它。

稀釋純精油

一般做法是加五到七滴精油到八分之一杯基底油裡，例如荷荷巴油。以這種方法稀釋精油，才不會刺激你的皮膚，同時仍然能夠散發香氣。

有些純精油對皮膚的刺激性太強烈，所以我在這部分很少將它們放在任何配方中，並且在下方註明了這種性質。

更多關於純精油的深入魔法資訊，請參考康寧罕的《神奇的香薰療法：香氣的力量》一書。

- **杏桃油**：這種從杏桃壓榨出來的油具有激發性慾的特質。它被當作混合純精油的基底，但是沒有杏桃的氣味。
- **羅勒**：羅勒的氣味會誘發兩個人之間的共鳴，因此可以用來避免重大的衝突。羅勒精油在調和使用上，有助於促進快樂與和平，以及刺激意識心智。它也適合用於招財的魔法精油，這也許是從前西班牙紅燈戶會它用來吸引顧客的原因。
- **安息香**：這種精油的味道很濃厚，並且帶有天然香草般的氣味。稀釋後塗抹到身體上，能夠提升你的個人力量。它也能夠喚醒意識心智。
- **檸檬薄荷特調精油**：用於招財和保護性儀式。在洗澡水中加幾滴稀釋的這種精油，也可以達到同樣的目的。
- **黑胡椒**：這種精油用於保護和促進勇氣的目的。它具有辛辣的香甜氣味，最好調和使用而不要單獨使用，即使經過稀釋。
- **洋甘菊**：帶有果香，香氣飽滿到難以言喻。在冥想時使用少量洋甘菊精油，能夠誘發平靜的情緒，雖然有點貴，但是很值得！
- **樟腦**：這個氣味清香的精油很適合用來淨化和促進禁慾生活。
- **小荳蔻**：氣味香辣，能為戀情和與性愛有關的配方，注入有力的能量。
- **雪松**：這個精油具有木頭的香氣，它的能量有助於提升靈性。
- **肉桂**：純正的肉桂精油會刺激皮膚。少量地使用於與招財和通靈意識有關的調配精油裡，不要多於一滴！
- **丁香精油**：這也是會刺激皮膚的精油，加一滴到八分之一杯的基底油裡。適用於提升勇氣和保護力的調配精油裡。
- **芫荽**：芫荽精油很適合戀情和療癒的藥草混合物。
- **尤加利**：也許是最根本的療癒精油，應該加在所有的療癒性混合物裡。塗抹在（不必稀釋）身體上可以驅寒，也可用於淨化的藥草混合物。
- **乳香**：氣味芳香得妙不可言，有助於促進靈性和冥想狀態。直接使用於皮膚前須稀釋，可能具有刺激性。
- **玫瑰天竺葵**：這種精油（通常以「天竺葵」為販售品名）具有強大的保護力。塗抹在身上前須稀釋，或加在促進幸福的調配精油裡。

- **薑**：辛香味強勁。薑精油適用於與性能力、戀情、勇氣和招財有關的調配精油。

- **葡萄柚**：這種精油具有強大的淨化力，能夠在淨化時增添芳香。

- **茉莉**：月亮及夜晚的神秘之象徵。茉莉精油（或未稀釋原精）具有美妙的誘人香氣。雖然價格高昂，但是加在與戀情、通靈意識、平靜和靈性有關的調配精油裡，只要一滴就夠了。它也適用於促進性能力。不過，要避免使用合成的茉莉精油！

- **杜松**：這種以樹脂製成的精油，適用於與保護、淨化和療癒有關的調配精油。

- **薰衣草**：這種清新、提神的精油，適用於療癒、戀情、平靜和意識心智取向的配方。

- **檸檬**：用於月亮精油中。在滿月時，塗抹一點稀釋過的檸檬精油在身上，可與月亮的能量調和。適用於淨化和療癒精油。

- **檸檬香茅**：這個精油能夠強化通靈意識，也適用於與淨化有關的藥草混合物。

- **檸檬馬鞭草**：常以「馬鞭草」為販售品名，這種香氣飽滿、帶有檸檬味的精油，用在與戀情有關的調配精油裡非常棒。

- **萊姆**：氣味清新，適用於淨化和保護。

- **蓮花特調精油**：稀釋後添加在促進靈性、療癒或冥想的配方中。

- **洋玉蘭特調精油**：很適合添加在與冥想和通靈意識有關的精油裡，也適合與戀情有關的藥草混合物。

- **沒藥**：這種精油可以加在與強化靈性和冥想有關的調配精油裡，也常使用於與療癒有關的藥草混合物。

- **橙花精油**：也叫做苦橙精油，具有豐富、濃郁的柑橘香氣。苦橙精油相當昂貴，不過，只要在促進幸福和淨化的調配精油裡加入幾滴，效果就很好了。

- **新割草特調精油**：加幾滴到促進轉換的調配精油裡，尤其是用來破除壞習慣和壞癮頭的調配精油。還有，春天時可將這種特調精油塗抹在身體上（當然要經過稀釋），以迎接季節的轉換。

- **綠花白千層**：當用於保護性的配方時，綠花白千層精油的奇特芳香真的棒極了。

- **橡木苔特調精油**：用於招財。稀釋後塗抹在身上或要花掉的鈔票上。
- **甜橙**：具有源自太陽的芳香，甜橙精油適用於與淨化有關的調配精油。
- **玫瑰草**：很獨特的精油，玫瑰草聞起來像是柑橘加上玫瑰的味道，用於戀情和療癒。
- **廣藿香**：適用於與招財、性慾和身體能有關的調配精油。或是稀釋後使用於這些目的。
- **胡椒薄荷**：這股熟悉的香氣，在用於淨化時效果絕佳。
- **橙花葉**：具保護力，有橙花的氣味。這種精油適用於與保護有關的調配精油。
- **松樹**：具樹脂香的松樹精油很常添加在與淨化、保護、金錢和療癒有關的配方裡。
- **玫瑰**：是公認的戀情香氣。純正的玫瑰精油（蒸餾精油）和玫瑰原精（另一種形式）很昂貴，但就跟茉莉精油一樣，只要一滴就能散發出強烈的芳香。玫瑰精油適用於與吸引戀情、帶來平靜、刺激性慾和增強美麗有關的配方。不要使用合成品！
- **迷迭香**：這種烹飪用藥草的熟悉芳香就收藏在它的精油裡。適用於戀情和療癒魔法的調配精油。
- **檀香**：這個古老的神聖香氣適用於與靈性、冥想、性慾和療癒有關的配方。或是稀釋後塗抹在身上，把那些影響力導入你的體內。
- **香豌豆特調精油**：用基底油稀釋，將香豌豆特調精油塗抹在身上，能夠招來新朋友和戀情，也可用於類似目的的調配精油。
- **零陵香豆特調精油**：這種類似香草的溫暖香氣可用於招財配方。
- **晚香玉特調精油**：這個特調精油是一種很棒的舒緩劑，適用於帶來平靜的調配精油。它的香氣也可以誘發戀情。
- **馬鞭草**：一種招財香氣，加到招財的藥草混合物裡或稀釋後塗抹於身上。塗抹在要花掉的鈔票上。
- **西洋蓍草**：大地上的珍品之一，西洋蓍草精油的天然色是藍色，香氣迷人，可以少量（基於價格）使用於與戀情、勇氣和通靈意識有關的調配精油中。
- **依蘭**：具有濃郁的熱帶芳香，這種精油適用於促進戀情、平靜和性慾。可塗抹於身上，或添加於促進戀情、平靜和性慾的藥草混合物裡。

精 油 配 方

我再重申一遍，這裡所列的比例只是建議性質。如果你想創作不一樣的配方，只要記住，列在配方裡的第一個成分通常是主要的氣味。接下來列出的每一個成分，其用量應該要依序遞減。

記住：

● 把這些精油加到八分之一杯的基底油裡。

● 當你在混拌和嗅氣味時要觀想。

● 為了做出最好的成品，不要使用合成品。

風元素精油

5 滴薰衣草

3 滴檀香

1 滴橙花

● 功效：用來祈求風元素的力量和促進清明的思維，也用在旅行符咒上，以及克服癮頭。（關於元素的更多資訊，請參考第三部分。）

祭壇精油

4 滴乳香

2 滴沒藥

1 滴雪松

● 功效：定期把這種精油塗抹在祭壇上，請求你的神祇看守祭壇。

塗膏聖化精油

5 滴檀香

3 滴雪松

1 滴甜橙

1 滴檸檬

● 功效：在儀式中以塗油方式做一般性的聖化。

塗膏聖化精油 #2

5 滴沒藥

2 滴肉桂

● 說明：聖化精油的另一種配方。

阿芙蘿黛蒂精油

5 滴絲柏

2 滴肉桂

1 小片乾的鳶尾根

● 功效：把精油和鳶尾根加到基底橄欖油裡，塗抹在身上，就能為自己招
　來戀情。

水瓶座精油

5 滴薰衣草

1 滴絲柏

1 滴廣藿香

● 功效：塗抹在身上的個人精油，用來提升你的力量。

白羊座精油

3 滴乳香

1 滴薑

1 滴黑胡椒

1 滴橙花葉

● 功效：塗抹在身上的個人精油，用來提升你的力量。

通靈之旅精油

5 滴檀香

1 滴依蘭

1 滴肉桂

● 說明：把這些精油加到基底油裡，混合均勻。塗抹在胃部、手腕、頸後
　和額頭上。躺下，然後觀想你的靈魂山竅。

事業成功精油

3 份檸檬薄荷特調精油

1 份羅勒

1 份廣藿香

1 撮肉桂粉

- 功效：把精油和肉桂粉加到基底油裡混合均勻。塗抹在雙手、收銀機、名片或辦公處的前門，以增進財源。

巨蟹座精油（月亮之子）

4 滴玫瑰草

1 滴洋甘菊

1 滴西洋蓍草

- 功效：塗抹在身上的個人精油，用來提升你的力量。

摩羯座精油

3 滴馬鞭草

2 滴絲柏

1 滴廣藿香

- 功效：塗抹在身上的個人精油，用來提升你的力量。

柑橘淨化精油

3 滴甜橙

2 滴檸檬香茅

2 滴檸檬

1 滴萊姆

- 功效：塗抹在白蠟燭上，用於淨化居家環境。

來見我精油

5 滴廣藿香

1 滴肉桂

- 功效：用來吸引理想的同伴。將精油滴在基底橄欖油裡混合均勻，塗抹

在適當性別的人形白蠟燭上，然後點燃，觀想。

勇氣精油

3 滴薑

1 滴黑胡椒

1 滴丁香

- 功效：塗抹在身上，用來提升你的勇氣，尤其是在被介紹給別人、公開演說，以及其他令你緊張的狀況之前。

狄蜜特精油

3 滴沒藥

2 滴岩蘭草

1 滴橡木苔特調精油

- 功效：塗抹在身上，用來招財、成功地達成保護的任務，以及實現夢想。在栽培、照料作物，或使用藥草和植物時，也可以塗抹在身上，以確保豐碩的收成。

  這款油有助於我們與大地能量的調和。

土元素精油

4 滴廣藿香

4 滴絲柏

- 功效：塗抹在身上，用來祈求土元素的力量帶來財富、繁榮、富饒和安定的基礎。（更多關於元素的資訊請參考第三部分。）

能量精油

4 滴甜橙

2 滴萊姆

1 滴小荳蔻

- 功效：當你感到缺乏精力的時候塗抹在身上，或者用來強化自己的儲備能量。在經過為你的身體能量做加持的隆重魔法儀式之後，特別有效。

快捷財精油

7 滴廣藿香

5 滴雪松

4 滴岩蘭草

2 滴薑

- 功效：塗抹在雙手上，或塗抹於綠色的招財蠟燭上。也可以塗抹在要花
  掉錢上面，確保財富還會回來。

快捷財精油 #2

4 滴羅勒

2 滴薑

1 滴零陵香豆特調精油

- 說明：快捷財精油的另一種配方法。

火元素精油

3 滴薑

2 滴迷迭香

1 滴丁香

1 滴橙花葉

- 功效：抹在身上，用來祈求火元素的力量，像是能量、勇氣、力量、戀
  情和激情等等。

雙子座精油

4 滴薰衣草

1 滴胡椒薄荷

1 滴檸檬香茅

1 滴甜豌豆特調精油

- 功效：塗抹在身上的個人精油，用來提升你的力量。

療癒精油

4 滴迷迭香

2 滴杜松

1 滴檀香

● 功效：用來加速療癒。

療癒精油 #2

3 滴尤加利

1 滴綠花白千層

1 滴玫瑰草

1 滴綠薄荷

● 說明：療癒精油的另一種配方法。

黑卡蒂精油

3 滴沒藥

2 滴絲柏

1 滴廣藿香

1 片乾薄荷葉

● 說明：把精油滴入基底麻油裡混合均勻，然後再加入乾薄荷葉。在防禦
性的魔法儀式中塗抹於身上，也可以在月虧期間讚頌黑月女神赫卡蒂的
時候使用。

入會精油

3 滴乳香

3 滴沒藥

1 滴檀香

● 功效：用於神秘的入會典禮，也用來提升你在心靈領域中的覺察力。

面試精油

4 滴依蘭

3 滴薰衣草

1 滴玫瑰

● 功效：用於各種面試，為你帶來平靜，有助於留下良好印象。

木星精油

3 滴橡木苔特調精油

1 滴丁香

1 滴零陵香豆特調精油

● 功效：塗抹在身上，用來祈求財富、昌盛。有助於法律問題及其他所有
　受木星影響的事情。

獅子座精油

3 滴橙花葉

1 滴甜橙

1 滴萊姆

● 功效：塗抹在身上的個人精油，用來提升你的力量。

天秤座精油

4 滴玫瑰天竺葵

2 滴依蘭

2 滴玫瑰草

或

1 滴玫瑰原精

1 滴小荳蔻

● 功效：塗抹在身上的個人精油，用來提升你的力量。

戀情精油

7 滴玫瑰草

5 滴依蘭

1 滴薑

2 滴迷迭香

1 滴小荳蔻

● 功效：塗抹在身上，用來吸引戀情。或是塗抹在粉紅色蠟燭上，點燃
　後，一邊觀想。

月亮精油

4 份檀香

2 份樟腦

1 份檸檬

● 功效：塗抹在身上，用來召請內在的神祇。

火星精油

2 滴薑

2 滴羅勒

1 滴黑胡椒

● 功效：塗抹在身上，用來祈求力量、渴望之事、魔法能量和所有受木星影響的事物。

水星精油

4 滴薰衣草

2 滴尤加利

1 滴胡椒薄荷

● 功效：塗抹在身上，以吸引水星的影響力，如溝通、才智、旅遊等。

月之精油

1 滴茉莉

1 滴檀香

● 功效：抹在身上，用來誘發通靈夢境、加速療癒、助眠、提升繁殖力，以及其他受月亮影響的事物。也用於滿月時與月亮的振動能量調和。

潘神（牧羊神）精油

3 滴廣藿香

2 滴杜松

1 滴松樹

1 滴橡木苔特調精油

1 滴雪松

- 功效：塗抹在身上，為自己注入潘神的特質。很適合魔法或儀式舞蹈、製作音樂、唱歌等。也用來與大地調和。

平靜精油

3 滴依蘭

3 滴薰衣草

2 滴洋甘菊

1 滴玫瑰原精

- 功效：塗抹在身上，能夠緩和緊張不安的情緒。站在鏡子前，一邊注視著自己的眼睛，一邊將精油塗抹在身上。

雙魚座精油

3 滴依蘭

3 滴檀香

1 滴茉莉

- 功效：塗抹在身上的個人精油，用來提升你的力量。

力量精油

4 滴甜橙

1 滴薑

1 滴松樹

- 功效：若想在強效儀式中為自己注入額外的力量，就塗抹力量精油。

保護精油

5 滴橙花葉

5 滴黑胡椒

- 功效：塗抹在身上，用來保護自己抵禦所有的攻擊。也可以塗抹在窗戶、門和屋子的其他部分，來保衛你的房子。

保護精油 #2

4 滴羅勒

3 滴玫瑰天竺葵

2 滴松樹

1 滴馬鞭草

● 說明：保護精油的另一種配方法。

通靈精油

5 滴檸檬香茅

1 滴西洋蓍草

● 功效：塗抹在身上，用來提升你的通靈力量，尤其當你使用符文石、水
晶球和其他類似的工具時。

淨化精油

4 滴乳香

3 滴沒藥

1 滴檀香

● 功效：加到洗澡水中，或塗抹在身上，以擺脫負面的事物。

淨化精油 #2

4 滴尤加利

2 滴樟腦

1 滴檸檬

● 說明：淨化精油的另一種配方法。

年輪慶典精油

3 滴乳香

2 滴沒藥

2 滴檀香

1 滴甜橙

1 滴檸檬

● 功效：將此款精油加到基底橄欖油裡，通常在威卡教的年輪慶典時，塗
抹在身上。

年輪慶典精油 #2

2 滴松樹

1 滴薑

1 滴肉桂

1 滴檀香

● 說明：加到任何一種基底油裡，是年輪慶典精油的另一種配方法。

年輪慶典精油 #3

1 茶匙乳香，磨成粉

1 茶匙沒藥，磨成粉

1 茶匙安息香，磨成粉

● 說明：加到四分之一杯橄欖油裡，以小火慢慢加熱，直到這些樹脂都融入油中。冷卻後，少量使用於威卡教的年輪慶典中。

神聖精油

3 滴乳香

2 滴檀香

1 滴肉桂

● 功效：在進行宗教儀式前塗抹在身上，以激發靈性。也可用於其他的神秘和宗教團體儀式。

射手座精油

4 滴迷迭香

2 滴橡木苔特調精油

1 滴丁香

● 功效：塗抹在身上的個人精油，用來提升你的力量。

土星精油

4 滴絲柏

2 滴廣藿香

1 滴沒藥

- 功效：塗抹在身上，用來破除壞習慣，也用於找房子時、在你周遭創造
  神秘的氣氛、為古董找買家時，或任何土星類型的儀式。

天蠍座精油
3 滴松樹
2 滴小荳蔻
1 滴黑胡椒
- 功效：塗抹在身上的個人精油，用來提升你的力量。

性能量精油
2 滴薑
2 滴廣藿香
1 滴小荳蔻
1 滴檀香
- 功效：塗抹在身上以吸引性伴侶，以及愉快、安全的性關係！

睡眠精油
2 滴玫瑰
1 滴肉荳蔻皮
- 功效：塗抹在太陽穴、頸部、兩腕脈搏處、腳底，有助於自然入睡。

睡眠精油（奢華版）
2 滴玫瑰
1 滴茉莉
1 滴洋甘菊
- 說明：用法同上。

太陽精油
4 滴乳香
2 滴肉桂
1 滴橙花葉

1 滴迷迭香

● 功效：用於祈求療癒、活力、力量、升職，以及所有與太陽影響力有關的事情。

太陽精油 #2

1 茶匙肉桂，磨碎

1 茶匙杜松子，壓碎

1 片月桂葉，切碎

1 小撮純番紅花

● 說明：倒入四分之一杯的基底油裡，以小火加熱。過濾後，用途如上。

金牛座精油

4 滴橡木苔特調精油

2 滴小荳蔻

1 滴依蘭

● 功效：塗抹在身上的個人精油，用來提升你的力量。

神殿精油

4 滴乳香

2 滴迷迭香

1 滴月桂

1 滴檀香

● 功效：塗抹在身上，可用於提升靈性的宗教儀式和「神殿活動」等。

金星精油

3 滴依蘭

2 滴玫瑰天竺葵

1 滴小荳蔻

1 滴洋甘菊

● 功效：塗抹在身上，用來吸引戀情和友誼、促進美麗及祈求其他受金星影響的事物。

處女座精油

4 滴橡木苔特調精油

2 滴廣藿香

1 滴絲柏

● 功效：塗抹在身上的個人精油，用來提升你的力量。

幻影精油

4 滴檸檬香茅

2 滴月桂

1 滴肉荳蔻果仁

● 功效：抹在額頭上，以產生通靈意識。

水元素精油

3 滴玫瑰草

2 滴依蘭

1 滴茉莉

● 功效：抹在身上，用來促進戀情、療癒、通靈意識、淨化等。

財富精油

4 滴零陵香豆特調精油

1 滴岩蘭草

● 功效：塗抹在身上，用來吸引各種類型的財富。也可以塗抹在蠟燭上，在燃燒蠟燭時做觀想。

結語

　　讀過本書舊版本的人會發現，在精油的配方上有許多改變。事實上，在這個版本裡，我改變了大部分的配方，包括只使用純正精油和一些特調精油。

　　民俗魔法師必須在工具上做投資，例如水晶球、蠟燭和藥草。純正的精油也是一項投資，儘管比較昂貴，但它是圓滿地實現民俗魔法的必需項目。

Chapter

8

魔法藥膏

當提到「巫師的藥膏」的時候，我們往往會立即聯想到惡名昭彰的「飛行藥膏」，至少對巫術和魔法史有興趣的一些人會這樣。這些軟膏含有影響心理的植物（浸泡於油脂基底中），將它們擦在皮膚上，有助於今日所謂的「靈魂出竅」。

不過，巫師和魔法師知道的藥膏種類何止這些，他們更廣為使用的是與精油有相關性的產品。

事實上，前面提過的任何精油，只要在其中添加融化的蜜蠟、豬油或（現代才有的）植物酥油，都可以轉變成藥膏。

無論藥膏是怎麼製作出來的，理想上都應該保存在水晶或瓷質的容器中。但現實上，任何有密封蓋的罐子都可以。藥膏要擺在遠離熱和光的地方。

提醒你，儘管本篇裡所討論的大部分藥膏都無害，但其中有些是具有毒性的，而且也許會致命。

雖然我把它們放到這本書裡，但是絕不主張使用這麼危險的混合物。這些藥膏在很久以前曾是藥草魔法的一部分，我只是因為它們的歷史背景而將之納入此書。

在本書的第一版發行之後，我收到許多的讀者來信，他們想尋找天仙子、毒參等有害的藥草。

他們顯然忽視我的警告，想製作出飛天藥膏。不用說，我不會幫助他們解決的，或是說幫他們早點走進墳墓。

看來，有些民俗偏方是不能相信的。

製作藥膏

　　製作藥膏很簡單，藥膏的成分就是藥草或精油和一份基底。在過去，豬油是大家最喜歡用的基底，因為它很方便取得，但是使用植物酥油或蜜蠟的效果最好。

　　基底必須是能夠加熱融化的油性物質，但在室溫下是凝固的狀態。有些藥草師實際上用的是龍脂（也就是凡士林，從石油提煉而來）！

　　製造魔法藥膏有兩種基本方法。

酥油法

　　把四份酥油放在小火上慢慢加熱，直到液化，小心別讓它燒起來。加入一份乾的藥草混合物，以木製湯匙攪拌，直到混合均勻。然後繼續加熱，直到酥油吸取到芳香。你應該可以從空氣中聞到香氣。

　　用紗布將酥油過濾到一個耐熱容器中，例如玻璃罐。每一品脫（約四百七十毫升）的藥膏，加入半茶匙的安息香花草精（參閱本書「花草精」的部分，或到藥房購買），當作天然防腐劑。貯存在涼爽、陰暗的地方，像是冰箱。藥膏應該能保存數週到數個月的時間。丟掉任何發霉的藥膏，重新做一批存放。

蜜蠟法

　　這種方法能製作出比較像化妝品的藥膏，沒有黏稠、油膩的感覺。製作時，最好用精油取代藥草，因為藥草渣很難濾掉。

　　如果可能的話，使用未漂白的蜜蠟。假如沒有，就用你所能找到的。用一把鋒利的大刀將蜜蠟切成薄片，這樣你才能把它放到量杯裡。把大約四分之一份的蜜蠟放到雙層鍋的內層（例如，咖啡壺可以放到較大的盛水鍋裡），並加入大約四分之一杯的橄欖油、榛果油、麻油或其他植物油。用木湯匙攪拌，直到蜜蠟融化成液態。

　　把蜜蠟從爐火上移開，讓它微微冷卻，直到剛開始變稠（做這一步驟的原因，是怕熱蠟把精油蒸發了）。現在，把調配好的精油加到蜜蠟裡，用木湯匙充分攪拌，然後倒進耐熱容器裡。像平常一樣貼上標籤後再貯存。

　　在後面的配方裡，會提到建議的調製方法。

授能

將藥膏做好並放在罐子裡冷卻之後，就以它的特定魔法需求為它授能。記住，這個重要的步驟會把能量引導到藥膏裡，讓你在儀式中隨時可以取用，千萬不可輕忽略過。

使用藥膏

藥膏的使用者通常會把藥膏塗抹在身體上，以產生各種魔法變化。就像精油一樣，藥膏的使用要配合觀想，以及了解藥膏如何處理它的任務。

藥 膏 配 方

驅邪藥膏

3 滴乳香

2 滴胡椒薄荷

1 滴丁香

1 滴松樹

- 說明：把精油加到蜜蠟／油脂基底裡。當你覺得需要強力淨化時，把這個藥膏塗抹在身上。

無毒飛天藥膏

1 份克里特白蘚

1 份委陵菜

1 份艾草

1 份香芹

- 說明：把藥草加到酥油裡，以一般方法調製。在嘗試靈魂出竅前，先塗抹在身上。

無毒飛天藥膏 #2

2 滴檀香精油

1 滴茉莉精油

1 滴安息香精油

1 滴肉荳蔻皮精油

● 說明：把精油加到蜜蠟／油脂基底裡，用法同上。

飛天藥膏 #1（別考慮使用！）

委陵菜

香芹

歐洲烏頭 *

顛茄葉 *

毒參 *

毒芹 *

飛天藥膏 #2（別考慮使用！）

豬油

大麻樹脂 *

大麻花 *

罌粟花 *

聖誕玫瑰 *

● 說明：我不是開玩笑的！

療癒藥膏

4 滴雪松

2 滴檀香

1 滴尤加利

1 滴肉桂

● 說明：加到融化的蜜蠟／油脂基底裡，需要時塗抹在身上以加速療癒。
不要用在傷口、燒傷或損傷的皮膚上！

解咒藥膏

3 份高良薑

2 份乾薑根

2 份岩蘭草

1 份薊

● 説明：把藥草浸在酥油裡，過濾，冷卻，於夜晚時塗抹在身上。

戀情藥膏

4 滴依蘭

2 滴薰衣草

1 滴小荳蔻

1 滴香草萃取液

● 説明：把精油加到蜜蠟／油脂基底裡，以一般方法調製，想要尋找戀情的時候，塗抹在身上。

情慾藥膏

3 份高良薑

2 份蒔蘿

1 份薑

1 份胡椒薄荷

1 整顆香草豆

● 説明：應用酥油以一般方式調製，需要時塗抹在身上（要避開太敏感的部位）。

月亮女神藥膏

5 滴檀香

3 滴檸檬

1 滴玫瑰

● 説明：以蜜蠟／油脂基底調製。在與月亮女神調和的時候，以及滿月儀式期間塗抹在身上。

保護藥膏

2 份錦葵

2 份迷迭香

1 份馬鞭草

● 說明：用酥油以一般方式調製。塗抹在身上以驅除負面的力量，讓它們遠離你。

通靈力量藥膏

3 份月桂

3 份八角

2 份艾草

1 份北美聖草

● 說明：以一般方式用酥油調製。塗抹在太陽穴、額頭中間和頸後，以促進通靈力量。

通靈力量藥膏 #2

3 滴檸檬香茅

2 滴月桂

1 份西洋蓍草

● 說明：和蜜蠟／油脂基底混合在一起，用法同上。

財富藥膏

4 滴廣藿香

3 滴橡木苔特調精油

1 滴丁香精油

1 滴羅勒精油

● 說明：依照蜜蠟／油脂法調製，然後每天塗抹在身體和手上，以幫助吸引財富。

太陽神藥膏

4 滴乳香

3 滴甜橙

1 滴肉桂

● 說明:依照蜜蠟／油脂法調製,塗抹在身上,以求與太陽神調和,尤其是在威卡年輪慶典的時候。

幻影藥膏(當心!)

大麻 *

歐白芷

卡瓦胡椒

● 說明:用酥油調製,塗抹在身上以產生幻覺。用八角取代大麻,以產生「合法的」幻覺。

無毒巫師藥膏

3 份馬鞭草

3 份檀香

2 份肉桂

1 份康乃馨花瓣

● 說明:用酥油以一般方式調製。貯存在一個標記了五角星的容器裡(其中一角向上)。在威卡儀式前塗抹上此藥膏,以便在儀式中與諸神及其首領為伍。

無毒巫師藥膏 #2

3 滴乳香

2 滴沒藥

1 滴檀香

1 滴甜橙

1 滴檸檬

● 說明:依照蜜蠟／油脂法調製,用法同上。

巫師藥膏(當心!)

大麻 *

白楊
歐洲烏頭 *
煤煙

青春藥膏
4 份迷迭香
2 份玫瑰花瓣
1 份大茴香
1 份蕨類
1 份香桃木
● 說明：用酥油調製。為了保存或重獲青春，於日出時裸體站在穿衣鏡
　前，將藥膏薄薄的塗抹在身上，觀想自己想要的模樣。

魔法墨水

老油燈的燈火在簡陋的小屋裡搖曳閃爍，老婦人輕輕執起客人的手。這位先知舉起一個水晶瓶，喃喃地唸著咒語，在年輕人張開的手掌間灑下一灘墨水。當那塊黑色的汙漬反映出躍動的光芒時，她預言他的未來……

長久以來，墨水一直被使用於魔法中。也許它最好用的地方，在於它能夠將我們魔法目標的象徵或影像，轉變成可見的形式。然後，這些圖形在魔法儀式中，被用來激起、設計和傳送個人能量的活動焦點。所以，墨水是一種魔法工具。

在中世紀和文藝復興時代，許多神秘的魔法教科書被謹慎地挑選出來或抄寫傳世，其中有些（少數已於近代發行）包含淨化和「驅邪」墨水的專篇。人們認為，用來繪製符號和標記的墨水，可以召喚或驅逐可能有危險的存在物，因此在使用墨水前，有必要先做適當的淨化。

今日，墨水的魔法用途大多被遺忘，儘管有些人仍然會用假「蝙蝠血墨水」之類的東西施咒。當需要「以綠色墨水畫出兩顆心和維納斯的符號」或「畫出你家的圖形」時，許多魔法師隨便拿了一支原子筆便在格線紙上畫起來。他們這樣是在作弊，根本沒有完全投入在儀式當中。既然我們都已經做了薰香和精油，為什麼不自己製作墨水呢？

世界上的第一個「墨水」可能是木炭，第一支筆可能是燒焦的炭棒。有些原始人偶然拿起被燒黑的棒子在石頭上亂畫，他們必定對於看到黑色線條從棒子的末端跑出來，感到十分驚訝。

當然，今日還是有人這麼做。只要把一根棒子或樹枝燒到末端炭化（不是

燒成灰燼）就行了。冷卻後，把棒子當作天然的鉛筆，來勾勒出你魔法目標的圖形。每次進行儀式時，都應該重新準備一支鉛筆，當棒子在燃燒以及你作畫的時候，觀想你所需要的魔法目標。

這麼原始的儀式，也許足以激發你移動和引導個人力量的能力。如果不行的話，試試創造你自己的魔法墨水。

所有的魔法墨水都需要使用削尖的羽毛管或蘸水筆，後者通常可以在文具店和辦公室用品供應店買到。在把蘸水筆用於魔法目標之前，要先做過足夠的練習。

這裡有兩個自古保存到現在的魔法墨水配方。遺憾的是，它們很難製作，而且也許不能產生令人滿意的後果。只是因為好奇而想知道的話，請參考：

魔法墨水 #1
10 盎司（約 284 克）五倍子
3 盎司（約 85 克）綠礬
3 盎司（約 85 克）石明礬或金合歡膠

將所有的成分磨成粉，放在一個新的上釉陶鍋裡，再加入河水，然後使用在聖約翰節前夕（夏至）蒐集的小樹枝和蕨類，以及三月裡滿月那天採下來的葡萄枝來升火。把白紙丟到火裡，然後把鍋子放在火上。當水煮滾時，墨水就做好了。

魔法墨水 #2
乳香「煙」
沒藥「煙」
玫瑰水
甜酒
金合歡膠

取來乳香煙和沒藥煙（也許是在燻燒的樹脂下方拿著湯匙接煙渣，參見後面「碳煙」的部分），放到盆子裡，加一點玫瑰水和聞起來有甜味的酒，混合均勻。加入足量的金合歡膠，讓混合物濃稠到足以用來書寫。

　　這些從一六〇〇年代，甚至更早以前就有記載的配方，是魔法墨水的製法之所以逐漸失傳的最佳範例。第二個簡化版的配方，對於願意花時間和工夫的人來說，真的可以做出實用的墨水。

碳煙

　　前文和後文的配方裡都有用到碳煙，只要經由使用蠟燭就能取得了。如果你要為一般的魔法需求製作墨水，就使用白蠟燭，為特定目標製作的墨水則需要彩色蠟燭。例如，如果你要製作招財墨水，就使用綠色蠟燭；吸引戀情，就用粉紅色的小蠟燭（參見附錄二：顏色能量表）。

　　點燃適當顏色的蠟燭，把湯匙的勺部放到火焰裡，快要碰到燭芯的地方。經過大約三十到四十五秒，火焰會在勺部的表面覆上一層黑色的煙。把勺部從火焰中移開，移至一個小碗上方。用一片小紙板或資料卡，小心地將碳煙刮到碗裡。

　　要確定碳煙有掉到碗裡，它很輕，如果你不注意的話，它很容易飛到桌上或地毯上。

　　重複這個過程三十到六十次（大約要花三十到六十分鐘的時間），直到你得到足夠的黑色碳煙細末。如果你要為特定的魔法目標製作墨水，就在蒐集碳煙時不斷觀想。

　　這時候你的手應該已經髒了，希望湯匙柄不會太燙。

　　（如果你為了某種原因要製作「魔法墨水 #2」，就利用燻燒乳香和沒藥的方式蒐集碳煙。）

　　接著，依照以下的配方製作墨水。配方中不含用量，因為碳煙很難（不可能！）測量。但還是有一件事要提醒，你花愈多時間蒐集碳煙，能製作出來的墨水也愈多。

魔法墨水 #3

碳煙
蒸餾水
金合歡膠

在裝碳煙的碗裡，加入溫或熱的蒸餾水，一次一滴，在你覺得應該停止加水之前就不要再加了。

用一隻手指攪拌碳煙和水，直到碳煙完全溶解，水呈現出墨汁般的黑色。這並不容易，因為碳煙很容易浮在水面上。

如果你加入太多水（也就是說，如果水呈現出暗灰色），就加入更多的碳煙，直到顏色達到應該有的深度。

接著，加入少量的金合歡膠粉末，然後用手指（如果大量製作的話可使用湯匙）混合，直到樹膠溶解於溫溫的液體裡，現在這個混合物應該像市售的墨水一樣濃稠。

拿一瓶墨水來研究，決定其正確的濃稠度。

碳煙、水和金合歡膠的適當比例很難判斷出來，但是如果你有依照這些指示，應該在第一次嘗試的時候就能製作出可用的魔法墨水。將混合好的墨水貯存在一個小瓶子裡，把手洗乾淨——這是一定要的。

簡易魔法墨水

這裡的許多配方也包含在本書的舊版本中。如果你想要的話，可以試著創造一些自己的配方。如果液體太稀、不好書寫，就添加一點金合歡膠。

魔法墨水 #4
番紅花萃取物能夠做出很好的魔法墨水，但是價格太昂貴了。

魔法墨水 #5
新鮮的美商陸（pokeberry）在碾碎後會產生紫色汁液。事實上，它的別名之一便是「墨水莓」。但它的種籽有毒，不要把這種墨水放到嘴巴裡。

魔法墨水 #6
甜菜汁可以當作淡紅色的墨水，需要的話，可以加入金合歡膠讓它變得濃稠一些。

魔法墨水 #7

試試黑莓、波森莓或葡萄汁

魔法墨水 #8

每一個童子軍都知道,「隱形」墨水很容易製作。可以使用牛奶、檸檬汁等,拿一支乾淨的蘸水筆,寫在白紙上。它可用於許多類型的符咒,好好運用你的想像力。

想讓隱形字現形的時候,小心地把紙放到燭火上(紙要靠得夠近才能受熱,但不要讓紙燒起來),直到隱形字現形。

隱形墨水的儀式運用範例:用隱形墨水寫下或畫下你的魔法目標的文字或圖樣,做的時候要運用個人力量和觀想。等墨水乾了之後,盯著那張紙,然後看見「空無一物」;這代表在你的人生中還沒實現那個目標。接著讓它接近燭火,當影像逐漸出現時,把能量輸向它,並且知道那個目標也會在你的人生中實現。

使用魔法墨水

很簡單,略舉數例:

- 用一張顏色適當的紙,寫上或畫上你的魔法目標。一邊寫或畫的時候,一邊觀想那些字或圖因能量而發出光輝。
- 在紙上塗抹符合你的需求的精油,然後將紙燒成灰燼。當紙燃燒的時候,「看見」你輸入到它身上的能量向外流出,實現你的目標。
- 製造低成本的顯像占卜工具:於夜晚時點燃誘發通靈的薰香。用一個小圓碗盛水,然後加入幾滴黑墨水,水變黑之後關掉燈,點一支黃色或白色蠟燭,然後向水中凝視。
- 放鬆你的意識、猜疑的心理,並且接觸你的通靈心智。敞開心胸接受那些與可能的未來趨勢有關的資訊。

備註:有些老符咒需要能夠內服的墨水。這也許需要在一張紙上畫出圖像,讓

圖像溶解在水中，然後喝下液體。大部分市售的現成墨水和許多自製墨水都有毒，所以不要喝下或吃下墨水！在執行古老儀式的時候，腦子裡還是要裝著現代知識。

花草精魔方

廣泛運用於魔法中的精油，是透過我們的嗅覺來刺激儀式意識，同時將它們的能量輸入到符咒裡。被稱為「花草精」的芳香液體，效果跟精油一樣好。在魔法的香水調製術中，花草精的製作方法是將乾燥的植物原料浸到酒精裡，植物的香氣便會滲入酒精。這道程序又快又簡單，而且能創造出在魔法效果上跟精油一樣棒的產品。

不過有一個問題，用於魔法花草精的酒精是乙醇（又叫穀物酒精）。至於另一種酒精丙醇，也叫做消毒用酒精（醫療酒精），是從石油產品蒸餾而來，其刺鼻的氣味並不適合製作花草精，所以別嘗試使用它。乙醇是從穀物、糖或葡萄蒸餾而來的全天然產品。

可惜的是，乙醇有時很難找到，它通常很貴。192-proof 的「Everclear」（一種烈酒品牌）有時候可以在美國境內找到，但價格不菲。（192-proof 表示它的酒精濃度是百分之九十六。）因為我的住所距離美國和墨西哥的邊境不遠，所以我通常會在提華納市買乙醇；成年人可以跨境購買一夸特（約九百四十六毫升）的酒。

若要做花草精，你需要使用濃度至少百分之七十的酒精（或 140 proof）。伏特加是純乙醇，酒精濃度只有百分之四十五（或 90 proof），不足以做出最好的香氣。到酒品店、超市和藥局找看看有沒有乙醇。一旦你找到了，就可以開始製作魔法花草精。

製作程序非常簡單。先準備好一批乾的植物素材，因為新鮮藥草含有水分而難以產生作用。此外，有些植物不溶於酒精，也就是說它們的芳香不會跑到

乙醇裡，因此不能做出香氣迷人的花草精。參考本章裡的推薦藥草，或者你也可以自己試驗。

　　大部分的資料都說要使用濃度百分之七十的酒精，但是我使用百分之九十六的酒精所得到的效果最好。

　　如果你願意冒一點險（而且也想延長庫存時間），就用蒸餾水稀釋乙醇，這有助於吸取未完全溶於水的植物芳香。

創作花草精

　　把用來製作花草精的乾藥草，放在研缽裡用杵搗碎，搗得愈細愈好，這對檀香等木料尤其重要。

　　你也可以考慮購買事先研磨好的。

　　接著，為藥草授能，在腦海裡想著你要做的花草精的魔法目標。把藥草倒進一個有密封蓋的小瓶裡，把分量剛好能夠溼潤及覆蓋藥草的乙醇倒入瓶裡，然後把蓋子封緊。每天大力搖晃瓶子，持續一到兩週。每次你搖晃的時候，要觀想花草精的魔法目標。

　　然後，用咖啡濾器（或在過濾器上放一塊紗布）過濾酒精。這時候的成品，香氣也許已經夠濃了，尤其使用乳香和沒藥等樹脂時通常是如此。如果成品的氣味還不夠濃，就在瓶裡加入更多藥草和酒精。做的時候手腳要快，因為酒精揮發到空氣中的速度很快。

　　做好後先擱著，並且重複每天搖晃的過程。酒精的香氣和顏色應該變得愈來愈濃（事實上，這種情況在你把酒精加到藥草上後不久就會發生）。如果沒有，就是你所使用的植物不易溶於酒精。此時，你在酒精裡加點水再試試看，或是另外挑選本章裡提過的藥草。

　　為了正確地判定花草精是否能散發出該有的香氣，抹一、兩滴到手腕上，等到酒精揮發後嗅一嗅。許多花草精在瓶子裡時，聞起來都不「真實」。

　　當植物的芳香完全蓋過酒精微弱的甜味時，做最後一次的過濾，然後裝瓶，加幾滴蓖麻油或甘油做為香氣穩定劑，貼上標籤後，存放在不會被太陽直射的陰涼之處，待需要時取用。

　　魔法花草精已經完成了，那你要怎麼使用它呢？

使用花草精

無論如何,你都不能把花草精拿來喝!用於魔法花草精的許多植物原料,在吞食後都可能造成傷害。再者,濃度百分之九十六的酒精對你來說實在不太健康。

當然有其他的用法,其中一種是在薰香篇提到的:薰香紙。看起來,使用樹膠和樹脂花草精的效果最好,或者用任何氣味濃烈的花草精也可以。

有些花草精可以用來塗抹在皮膚上,把植物的力量傳到你的體內,但使用前要先以小區域的皮膚做測試。

酒精很快就會揮發掉,只留下植物的氣味。有些花草精可能對皮膚具刺激性,而有些會留下難以處理的汙漬或黏答答的殘留物。這是含有乳香或柯巴脂的花草精經常會產生的問題。薰衣草、丁香、廣藿香及其他許多花草精,都很適合塗抹在皮膚上,不過所有以酒精為基底的花草精,都可能會使敏感性肌膚變得乾燥。

花草精可塗抹於魔法工具、香包、蠟燭和珠寶上;加到洗澡水裡;與精油混合;加到藥膏裡等。幾乎所有的精油儀式用法,也適用於花草精。

下列是一些我使用於花草精中效果很好的藥草,其中也包括一些供你嘗試的配方。你也許會發現(就跟我一樣),在吸取某些植物的芳香時,花草精比其他任何的自製方法都更可靠。

小提醒:乙醇會迅速地「帶走」丁香和八角等植物的香氣。另外,使用乳香、沒藥、安息香和柯巴脂等樹膠、樹脂的效果很好,儘管如之前提過的,做出來的成品可能比較黏膩。其他的藥草要碰碰運氣,多去試驗看看!

推薦的花草精材料

- **安息香**:這種半透明的深棕色花草精,氣味辛香純淨,很適合用來提升事業成功和使心智力量變得更敏銳。它適用於淨化性的儀式,像是塗抹於白蠟燭上,然後點燃。可以在芳香精油和藥膏裡添加幾滴安息香花草精,做為防腐劑。
- **樟腦**:當然,只能使用真正的樟腦。它用在花草精上,可以產生滲透性

的清涼氣味。嗅一嗅它的味道，能夠緩解性慾。將它塗抹在療癒護身符
（香包）上，或加到滿月浴的洗澡水裡。

● **肉桂**：令人愉快的豐富氣味。可塗抹於招財香包、加到招財浴裡、嗅它
的香味來培養通靈力量、添加到保護性的藥草混合物裡。它的花草精是
接近棕黑色的深紅色。

● **丁香**：另一種極美妙的香氣，用於保護和驅邪的配方。可將丁香花草精
塗抹在要花掉的錢上；用於戀情。製成的花草精是透明的淡棕色。

● **柯巴脂**：這種源自於墨西哥的細緻樹膠，能製出透明的淡黃色花草精，
塗抹在皮膚上會有黏黏的感覺，它的氣味像是乳香和檸檬的結合。用於
保護的目的，也用於跟心靈有關的配方。

● **鹿舌草**：帶有一股溫暖的香草味，嗅其氣味以提升通靈力量。以鹿舌草
製成的淡綠色花草精也用於吸引男性。

● **乳香**：我製作的第一批花草精之一，乳香能做出漂亮的金黃色花草精，
而且帶有完整的乳香芳香。一旦你聞過它的味道，會了解大部分的乳香
精油都是合成的。把乳香花草精塗抹在工具、香包或身體上（如果你不
介意身體會黏黏的話）。用於心靈、驅邪、淨化、運氣和保護儀式。這
是使用於薰香紙上最好的花草精之一。

● **高良薑**：這種根莖植物能做出淡黃色的花草精，聞起來有薑和樟腦的氣
味。用於好運、招財、保護、驅邪和培養通靈。

● **薰衣草**：它的淡綠色花草精可用來吸引戀情，塗抹在額頭和枕頭上能助
眠，加到洗澡水裡能夠產生淨化作用，亦有助於禁慾和促進平靜。

● **沒藥**：苦中帶甜的棕色花草精。沒藥適用於心靈、療癒和保護的目的。
它的氣味會令人產生一種懷古的感覺，當它與乳香混合時，那股氣味會
喚起美好的回憶。這是另一種適合做薰香紙的花草精。

● **肉荳蔻果仁**：半透明的橘紅色花草精，嗅其氣味以促進通靈力量。或塗
抹於錢上、健康和幸運護身符（香包）上。

● **廣藿香**：這種帶有醉人土香味的藥草，能做出綠色的花草精，用於招
財、戀情和繁殖力的目的。

● **胡椒薄荷**：儘管製成速度慢，但結果是值得的。這個帶有薄荷綠的花草
精，適用於招財、淨化和戀情儀式，塗抹在枕頭上能助眠。也可以試試
綠薄荷。

● **迷迭香**：黃綠色，帶有濃郁樹脂香的花草精。它幾乎可用於每一種魔法目標：戀情、療癒、保護、驅邪、安眠、慾望等。

● **鼠尾草**：我在這個花草精裡所使用的是當地的白色鼠尾草，它能做出力量強大的綠棕色花草精。它的氣味有點像是帶有強勁「綠葉調」的樟腦。它適用於療癒、淨化、獲得智慧和保護的目的，也可以抹在許願護身符或香包上。

● **檀香**：這是另一種製成速度慢的花草精，你要確定使用的檀香是研磨過的。這個花草精需要花較長的時間來「泡製」，但是在製成之後，它聞起來就像是帶著清淡雪松味的檀香。適用於保護、心靈、療癒和驅邪的魔法目標。

● **八角**：這種星形的辛香藥草，能夠做出帶有黃樟味的花草精。嗅其氣味以促進通靈意識，尤其是使用塔羅牌、符文石等占卜工具之前。

● **零陵香豆**：具濃郁香草氣味，又帶有微苦的後韻。可塗抹在招財和戀情、勇氣、許願護身符（香包）上，但不要內服。零陵香豆是有毒的，所以也愈來愈難以取得。

● **香草**：這個熟悉的烹飪用藥草，能夠做出氣味香甜且濃郁的花草精。它能用來吸引戀情、提升通靈能量，以及刺激心智歷程。

● **沉香**：用這個馬來西亞樹種的樹皮做出來的花草精，具有薑和胡椒的氣味，以及濃郁的樹脂味。很適合塗抹於祭祀用工具、祭壇、幸運符和護身符。

我再重申一遍：塗抹後，在酒精揮發完之前，不要去嗅花草精的味道。等到酒精揮發完之後，藥草的味道才會撲鼻而來。

以上的清單很簡短，但是對於有興趣製作魔法花草精的人來說，是個不錯的著手參考。

以下是一些你可以試試看的配方，它們包含了上述的藥草。這些花草精用在皮膚上都很安全，但是它們的酒精含量不至於使它們變乾。我再說一次，含有樹脂的花草精可能會變得黏黏的。（別說我沒提醒過你！）

在使用花草精的時候（和許多魔法藥草製品一樣），記得要觀想和授能。

花 草 精 配 方

守護花草精

肉桂

檀香

丁香

● 功效：為了保護的目的而塗抹在你身上或物品上。

身心健全花草精

鼠尾草

沒藥

迷迭香

● 功效：塗抹在身上、療癒護身符（香包）、藍色蠟燭等，以加速療癒或
維持良好的健康。

戀情花草精

薰衣草

迷迭香

廣藿香

● 功效：塗抹於身上或香包上以吸引戀情，擴展付出及得到戀情的能力。

招財花草精

廣藿香

丁香

肉荳蔻果仁

肉桂

● 功效：塗抹在要花掉的錢上，或招財幸運符、皮包或錢包、收銀機等。

神聖花草精

乳香

沒藥

安息香

● 功效：塗抹在你身上以增加對心靈活動的投入，尤其是在冥想和所有類型的宗教儀式之前。

第三眼花草精

八角

丁香

肉荳蔻果仁

鹿舌草

● 功效：塗抹在枕頭上以求得通靈夢境（但要小心，這可能會弄髒枕頭，最好使用枕頭套，以防萬一）。你也可以在使用自然通靈能力之前，塗抹於手腕和額頭。

11

魔法藥草浴

將一袋藥草放置於一缸溫水中，在浸泡的時候，那些植物會讓水染上顏色和味道，魔法浴便開始了。

將藥草加到洗澡水中，當然是魔法形式裡最簡單的一種。

事實上，含有沐浴香包的一缸水，差不多可以說是洗澡者所使用的一大鍋藥草茶。

當你把藥草放在溫水中時，它們會釋放出能量和氣味、顏色。這種洗澡水就其本身而言，是能讓人獲得通靈意識、吸引戀情、加速療癒，以及給予個人保護的強大工具。

製作沐浴香包

選擇本章裡的其中一種配方，或是使用你的自創配方。

每一種沐浴混合物都可以事先做好準備著，將其存放在密封罐裡，等待需要時使用。

當你配好所有的成分時，把材料統統放到一個攪拌碗裡。用手指混拌，把你的能量注入進去，同時觀想你的魔法目標。

混合好之後，拿大約一把的分量，放到一塊大方形紗布中央，把四角綁起來，然後放到浴缸裡。

如果你沒有紗布，用舊毛巾也可以。

使用沐浴香包

　　這很簡單。在乾淨的浴缸裡注入溫水，把香包放進去，讓它浸泡著，直到水變色並散發香氣。如果你沒有浴缸，或是你比較喜歡淋浴，就用毛巾做一個沐浴香包，在淋浴後、擦乾身體前，拿來搓揉身體。

　　第三種使用沐浴香包的方法稍微複雜一些。拿兩杯水加熱到沸騰，把一、兩個香包放在耐熱容器裡，倒入熱水。蓋上蓋子，讓藥草浸泡十到十三分鐘。取出香包，把水擠乾，然後把溶液倒進浴缸裡。

　　有些自然魔法師喜歡把花朵、藥草和樹皮直接加到水裡，而不事先用布包住。但若你洗完澡後，不花幾分鐘把那些花瓣藥草一一撿拾起來的話，它們無疑會沾到你身上並堵塞水管。

　　在你進入浴缸時，去感覺藥草的能量與你的能量混合在一起。觀想你的魔法目標，別把這一切統統留給藥草去做，你要邀請它們的能量進入你的體內，然後（透過你的觀想）將那些能量釋放到宇宙之間，以表露你的需求。只要你覺得需要，這種沐浴方式可以重複好幾天。

　　有人寫信問我說，這種魔法沐浴應該重複多久。其實並沒有這方面的規定，如同我說過的，持續做魔法沐浴，直到你覺得那些藥草已經完成它們的工作。就是這樣！

　　如果你想要的話，在沐浴的時候可以燃燒適當的薰香，或許還可以在浴室裡點幾支蠟燭。

藥 草 浴 配 方

除惡浴
4 份迷迭香

3 份杜松

2 份月桂

1 份艾草

● 功效：在晚上時用這個配方沐浴，能幫你淨化所有的壞事。

催情浴

3 份玫瑰花瓣

2 份迷迭香

2 份百里香

1 份香桃木

1 份茉莉花

1 份阿拉伯膠樹花

● 功效：在浴缸裡添加三滴麝香精油。在和情人會面前沐浴，或是與朋友一起沐浴！

美容浴

3 份薰衣草

3 份迷迭香

2 份綠薄荷

1 份聚合草根

1 份百里香

● 說明：把一面手拿鏡放在浴缸旁邊。往後躺，閉上眼睛，聞著水的芳香。放鬆，保持心情平靜。觀想你自己想要呈現的樣子，然後睜開眼睛，把鏡子拿到面前，看看新的自己。

「破除舊習」浴

2 份迷迭香

1 份薰衣草

1 份檸檬香茅

1 份檸檬馬鞭草

1 份鼠尾草

● 說明：去除你負面、有害的習慣，以及這些習慣的根源。把沐浴香包放到浴缸裡，在水染上顏色之後，坐進浴缸。往後躺，觀想你開心地去除壞習慣或其他負面情況，如抽菸、喝酒、嗑藥、憂鬱、沉迷等。觀想水吸收了你對壞習慣的想法和需求，用你的心靈之眼看見你用在這些負面事情上的能量滲到水裡。在你已竭盡所能的觀想之後，拔掉塞子，坐在

浴缸裡,直到水排光。往身上潑灑普通的水,沖掉所有汙濁的痕跡。每天重複一遍。

節食魔法浴

2 份迷迭香

2 份茴香

1 份薰衣草

1 撮海帶

● 説明:若想得到最好的結果,就要早晚沐浴。浸在浴缸裡時,觀想你完全能掌控自己的飲食習慣,看見自己在吃適當分量的食物。若你希望有象徵性的關聯,就在滿月後的兩天開始這種沐浴法,持續到新月出現為止。在最後一天,觀想自己變成你想要的模樣:纖瘦、勻稱、健康。

占卜浴

3 份百里香

2 份西洋蓍草

2 份玫瑰

1 份廣藿香

1 份肉荳蔻果仁

● 功效:在執行任何形式的占卜之前沐浴,以能夠放鬆意識心智和刺激通靈意識。

能量浴

3 份康乃馨

2 份薰衣草

2 份迷迭香

2 份羅勒

● 功效:用於疲勞或憂鬱時,能夠振奮精神,尤其是在沐浴前先讓水稍微放涼一下的話。觀想水中閃閃發光的熾熱能量水滴融入你的身體,賦予你活力和力量。

驅邪浴

2 份羅勒

2 份迷迭香

1 份西洋蓍草

1 份孜然

1 撮芸香

- 功效：用來淨化你身上的負面事情，尤其是當你感覺有人（或有什麼事情）對你不利時。觀想蘊含著能量的水正在吸收你體內的負面能量。洗完澡後，往身上潑灑普通的水，沖掉所有負面的痕跡。

療癒浴

3 份迷迭香

2 份薰衣草

2 份玫瑰

1 份胡椒薄荷

1 份肉桂

- 功效：當然，在使用上要結合常規的醫療照護。這種沐浴能加速療癒過程，若要祛寒，就在這個配方裡加兩份尤加利。（如果你的醫師請你避免坐浴，就不要做。）

戀情浴

3 份玫瑰花瓣

2 份圓葉當歸

1 份蒔蘿

- 功效：每天用這個配方沐浴，為你的生活帶來戀情。觀想你自己是一個可愛、體貼的人，正在尋找另一個同類型的人。

戀情浴 #2

3 份玫瑰花瓣

2 份玫瑰天竺葵

1 份迷迭香

● 説明：戀情浴的另一種配方法。

戀情浴 #3

3 份橙花   1 份薑
2 份薰衣草   1 份迷迭香
1 份梔子花花瓣   1 份玫瑰花瓣
1 份小荳蔻

● 説明：戀情浴的第三種配方法。

招財浴

3 份廣藿香
2 份羅勒
1 份肉桂
1 份雪松

● 功效：用來提升你的財力。

招財浴 #2

3 份丁香
2 份肉桂
1 份高良薑

● 説明：招財浴的另一種配方法。

平靜浴

2 份貓薄荷
2 份蛇麻
1 份茉莉
1 份接骨花

● 功效：用來遏止怒氣和舒緩壓力。沐浴時，觀想你自己正在將憤怒或壓力釋放到水裡。你感覺到憤怒或壓力漂流出來，水吸收了你的疼痛、痛苦、緊張和憤怒的感覺。洗完澡後，用普通的水潑灑身體。

保護浴

4 份迷迭香

3 份月桂

2 份羅勒

2 份茴香

1 份蒔蘿

- 功效：若要強化你的心靈防護層，就每天使用這個配方沐浴，直到你感覺自己變得強壯。

通靈浴

3 份檸檬香茅

2 份百里香

2 份橙皮

1 份丁香

1 份肉桂

- 功效：在運用通靈意識之前使用，或是每天使用以逐漸增加通靈動力。要觀想。

儀式淨化浴

4 份薰衣草

4 份迷迭香

3 份百里香

3 份羅勒

2 份茴香

2 份牛膝草

1 份薄荷

1 份馬鞭草

1 撮纈草根

- 說明：這個配方取自於《索羅門之鑰》，很適合在各種魔法儀前使用，或是當你想感覺清新和擺脫不潔之物時使用。但如果纈草多於一撮時，你會後悔的，它聞起來……唔，相信我，很臭！

夏季魔法潔淨浴

3 份馬鬱蘭

3 份百里香

- 功效：在春天和夏天時使用，以洗去冬天的寒氣，並幫你自己做個「大掃除」。

冬季魔法潔淨浴

3 份松針

2 份月桂

1 份迷迭香

- 功效：在冬季的月份裡用這個藥草混合物沐浴，以更新和復甦你的魔法能量。

巫師浴

3 份迷迭香

3 份康乃馨花瓣

2 份高良薑

2 份肉桂

1 份薑

- 功效：在沐浴的同時，觀想你自己具有可以喚起、引導和釋放個人力量的高超力量。使用於你為了獲得額外的力量所進行的各種正面魔法儀式之前。

12
魔法沐浴鹽

沐浴鹽是沐浴藥草的替代性選擇，也很容易準備，而且是市場上頗受歡迎的去角質物質。不過，這些含有化學成分的配方，大部分都會刺激你的皮膚。

製作沐浴鹽

基本的成分是食鹽、小蘇打（碳酸氫鈉）和浴鹽（瀉鹽／硫酸鎂），有些藥草師也會使用硼砂。把這些成分用以下的比例放到一個攪拌碗中：

3 份浴鹽
2 份小蘇打
1 份食鹽（或硼砂）

混合均勻之後，它就是你用來創作各種沐浴鹽的基底，你可以用這個基底大量製作單一種類的沐浴鹽。如果你想做的種類有兩、三種，只要把基底分成兩、三份待用，分別取味和染色即可。

幫沐浴鹽添加顏色的能量是明智的決定，要使用食用色素，讓色素一滴一滴地滴到基底鹽上。若需要兩種以上的顏色來混合出特別的色彩（例如紫色），就先把色素放到一個湯匙裡混合，再加到基底鹽上，以免做出來的沐浴

鹽看起來是兩種色調。以下的配方裡包含了給所有沐浴鹽混合物的推薦色，若遇到「顏色：白色」的標示，就不要染色。

做深色沐浴鹽時多滴幾滴色素，做淺色成品時就少滴一點。用湯匙將色素拌入基底鹽裡，直到顏色分布均勻。

現在一滴一滴地添加精油，一次一種成分，直到散發出正確的香氣。用湯匙攪拌，直到所有鹽粒都沾溼了。要保留一點時間做這項工作，因為也許要花上半個小時。在混合的時候，你要觀想各種精油裡的能量彼此融合，也和鹽融合在一起。在攪拌時，心裡一直想著沐浴鹽的魔法目標。

依據第三章的基本儀式，為攪拌好的混合物授能。然後直接使用，或是貯存備用。

至於比例，雖然每一種配方都有列出相關的比例（如，兩份杏仁油，一份薄荷），但還是要憑著你的嗅覺去決定正確的用量（例如一湯匙或三十滴）。成品的香氣愈重，每次洗澡時的用量就愈少。沐浴鹽的香氣應該要很濃郁。

使用時，一個浴缸的水大約加入兩湯匙到半杯的儀式沐浴鹽，用手攪拌，感覺它們的能量融入水中。

當你坐在浴缸裡時，就是在吸收能量。讓你自己接受它，或是反過來，把你身上的特定負面能量釋放到水中。

在每一次的儀式浴之後（和之前，如果需要的話）馬上清潔浴缸，用市售清潔劑或沾有小蘇打的溼布都可以。**在不乾淨的浴缸裡做儀式浴，不會達到你想要的效果的！**

這裡的用量是以幾份來表示，但以精油而言，一份差不多等於六滴。一般說來，每半杯沐浴鹽所含的精油總量，不應該超過十滴。你可以實驗看看怎樣的比例最好，請你只使用天然精油。

沐浴鹽配方

風元素浴
3 份薰衣草
2 份迷迭香
1 份胡椒薄荷

1 份檸檬薄荷特調精油

顏色：黃色

● 功效：用來與風元素的力量調和，用於占卜、建立理論、強化記憶、專注、澄清思緒、觀想和學習。

禁慾浴

4 份薰衣草

2 份樟腦

顏色：白色

● 功效：加到微溫的水中。當你想冷靜下來時，用這個混合物浸泡身體。

魔法圈浴

3 份迷迭香

2 份沒藥

2 份檀香

1 份乳香

顏色：紫色

● 功效：使用於任何形式的魔法活動之前，用來強化、淨化你自己，好為儀式做準備。

土元素浴

4 份廣藿香

3 份絲柏

1 份岩蘭草

顏色：綠色

● 功效：用來與土元素調和，或用於與招財、基礎、穩定、創造力、繁殖力、環保等有關的施咒。

驅邪浴

3 份乳香

3 份檀香

2 份迷迭香

1 滴丁香

顏色：白色

● 功效：具有強效的通靈淨化作用；洗完澡後往身上潑灑普通的水。注意：丁香精油的用量不要多於一滴，它可能會刺激皮膚。

火元素浴

3 份乳香

2 份羅勒

2 份杜松

1/2 份甜橙

顏色：紅色

● 功效：用來與火元素調和，或用於與力量、勇氣、激情、情慾等有關的儀式。

愛戀如花浴

3 份玫瑰草

2 份薰衣草

1 滴玫瑰精油

顏色：粉紅色

● 功效：用於吸引戀情，和擴展你付出及接受愛情的能力。注意：我特別標明使用一滴玫瑰精油，因為它的價格昂貴。如果你想要的話，可以用多一點。當然，你絕對可以用價格比較便宜的玫瑰草來取代玫瑰。

療癒浴

3 份綠花白千層

2 份尤加利

1 份檀香

顏色：深藍色

● 功效：用來加速療癒，將病痛釋放到水裡。擦乾身體前，先用普通的水潑身體。如果你的狀況不允許的話，就不要採坐浴。

高級意識浴

3 份雪松

2 份檀香

1 份乳香

顏色：紫色

● 功效：用來將你的意識引導向更高層級的事物，以促進靈性，以及對抗
令你沉迷的世俗之物，像是亂花錢、暴飲暴食、懶惰等各種不健康的物
質享受。

戀情浴

3 份迷迭香

2 份薰衣草

1 份小荳蔻

1 份西洋蓍草

顏色：粉紅色

● 功效：用於促進和吸引戀情。使用時觀想，就跟使用其他配方一樣。

情慾浴

3 份檀香

2 份廣藿香

1 份小荳蔻

顏色：紅色

● 功效：用於促進情慾。

保護浴

3 份迷迭香

2 份乳香

1 份薰衣草

顏色：白色

● 功效：每天使用，以強化你的心靈防禦及避開所有的攻擊，包括身體、
心理、精神、心靈和情緒方面的。

通靈浴

4 份西洋蓍草

1 份月桂

顏色：淺藍色

● 功效：用來強化你的通靈意識。

淨化浴

3 份天竺葵

2 份迷迭香

1 份乳香

● 功效：用來淨化身體、心靈和靈魂。

海巫師浴

3 份蓮花特調精油

2 份薰衣草

1 份迷迭香

顏色：深藍色

● 功效：在基底鹽裡加一點海鹽。用海巫師浴沐浴，做為魔法活動前的溫
  和淨化。

心靈浴

4 份檀香

2 份沒藥

1 份乳香

1 滴肉桂

顏色：紫色

● 功效：用來提升你對神聖之事的意識，尤其適用於宗教儀式之前。注
  意：只能使用一滴肉桂精油。

水元素浴

2 份洋甘菊

2 份西洋蓍草

1 份依蘭

1 份玫瑰草

顏色：深藍色

● 功效：用來與水元素調和，或是用於祈求戀情、通靈意識、友誼、療癒
等等。

水元素浴 #2

（較平價的版本）

2 份玫瑰草

1 份檀香

1 份沒藥

1 份天竺葵

顏色：深藍色

● 說明：水元素浴的另一種配方法。

Chapter

13

魔法藥水

暴風雨的午夜，閃電襲擊著天空。孤丘上三個枯槁的身影俯視著一個大釜，將毒物——毒藥草、毒蜥蜴、蛇毒——丟入沸水中。當蒸氣翻湧時，他們發出咯咯的笑聲，四面野風呼嘯，好似惡魔在痛苦呼嚎。

這就是製作藥水的標準畫面，大多要歸因於像莎士比亞那樣的作家，他們生動地描繪出那些震撼但荒謬的景象，並且深深地植入我們的腦海中。

藥水（也叫做藥劑）可以是普通的藥草茶，也可以是神秘的七彩煮劑。它們源自古老的魔法、儀式和醫藥調製過程，它們在今日的功效，就跟幾千年以前一樣有效。在藥草魔法中，藥水差不多就是藥草煮劑或茶，不需要到森林的空地裡升野火調製，用你自己的瓦斯爐或後院就夠了。

這一章裡的藥水符合多種需求，適用於各種用途。有些是拿來喝的，有些是要加到洗澡水裡的，還有一些是用來將芳香蒸氣釋放到空氣中的，讓那塊區域充滿了藥草的振動能量。

水的類型

藥水需要使用什麼類型的水，也是很重要。泉水和蒸餾水好過自來水。你可以購買瓶裝水或到水源處收集，只要它是未受汙染的活水。雨水也很理想，但不要在有塵害的地方收集。自來水是最後的選擇，但是之後你最好考慮購買瓶裝水。

在本書的舊版中，我提到蒸餾水用於調製醫藥「很好，但因其缺乏生命力而不適合魔法用途」。為什麼在這裡改變了？因為如果你要喝藥水（甚或不喝），蒸餾水絕對比含氯、含氟、含菌的自來水好。如果蒸餾水是你所能找到的最好的水，那就用吧。

海水和礦泉水由於礦物質含量高，所以我不推薦。

調製藥水

加熱

自己升火、瓦斯爐或電熱管爐都可以當作熱源。我猜你會用微波爐煮藥水，但那不是個好主意。撇開其他不談，那在過程中會減損一些魔法。

如果你比較老派，可以用壁爐或在室外升火煮藥水。

容器

在煮製時，水和藥草最好不要直接接觸到金屬。在藥草調製術裡只有少數例外，其中一個是大釜，但今日已經很少使用。以隔水加熱法調製的藥草製品，也可能需要用到金屬鍋。但總之，盡量避免金屬容器。

乾淨的玻璃罐很適合日光浸泡法。只要把水和藥草放到罐子裡，然後直接放到日光下，室外最理想；放置將近一天的時間。這裡所列的藥水，有些是使用各種顏色的玻璃罐製作的。

藥水

這裡所列出的藥水，並非每一種都依照以下的方法調製，有特別指示時就依特別指示調製。

基底藥水：蒐集、碾磨和混合藥草。做口服藥水時，要使用烹飪專用的研缽和杵來研磨，不要與負有重大魔法目標的魔法藥草使用同一套研缽和杵。

用你的魔法目標為藥草授能。

將兩杯水煮滾。拿一把混合好的藥草，放到茶壺裡或其他耐熱的非金屬容器中授能。把熱水倒到藥草上，蓋上非金屬氣密蓋。讓藥草泡大約十三分鐘。用紗布或竹篩過濾，然後直接使用。

　　藥水應該盡快使用。有需要時，可以在冰箱裡存放三、四天。但假如過了這個期限，就讓它們回歸大地，然後製作新的藥水。

　　關於「戀情」藥劑的註解：沒有飲料可以讓另一個人在情感上臣服於你，也沒有可以招來戀情的藥水。不過，有些藥水長久以來以緩和壓抑及放鬆心情聞名。還有，有些藥水可用來緩解長期關係和婚姻中的難處。這裡包含了這類藥水的一些範例，但它們絕對不是戀情藥劑！

藥　水　配　方

性慾：一種激情的飲品

1 撮迷迭香

2 撮百里香

2 茶匙紅茶

1 撮芫荽

3 片新鮮的薄荷葉（或 1/2 茶匙乾葉片）

5 片新鮮的玫瑰花苞花瓣（或 1 茶匙乾花瓣）

5 片新鮮的檸檬葉（或 1 茶匙乾檸檬皮）

3 撮肉荳蔻果仁

3 片橙皮

● 說明：把所有材料放到茶壺裡，將大約三杯水煮滾後倒進去。如果想喝甜的，可以添加蜂蜜。趁熱喝。

性慾飲 #2

5 份玫瑰花瓣

1 份丁香

1 份肉荳蔻果仁

1 份薰衣草

1 份薑

● 說明：用一般方法調製，最好是用陶壺。把混合物放到茶裡，或是單獨使用，以促進激情。

大釜守護者／卡列德溫（Cauldron）女神藥水（當心！）

橡子 *

大麥

蜂蜜

常春藤 *

嚏根草 *

月桂

● 說明：在室外升火，或用壁爐的火把大釜裡的水燒開，然後把所有材料
　放進大釜裡。坐在大釜前，看著火焰，並進入你自己的心靈。聞著那神
　秘的氣味，並且獲取智慧。
　（不要喝掉藥水。為什麼？因為它有毒！）

大釜守護者／卡列德溫女神藥水（無毒版）

1 份月桂

1 份菸草

1 份透納樹葉

1 份摩門茶

1 份金雀花

● 說明：使用方法同上。

預知力藥水

3 份玫瑰花瓣

1 份肉桂

1 份肉荳蔻果仁

1 份月桂

1 份艾草

● 說明：放到茶壺裡，倒入沸水，蓋上蓋子浸泡幾分鐘。然後取下蓋子，
　嗅蒸氣的味道（不要太靠近，以免燙傷你的鼻子）幾分鐘，觀想那神秘
　的氣味打開了你的通靈意識，然後躺下，預言。
　如果你想要的話，可以喝一點藥水，然後當你在伸展通靈意識時，讓蒸
　氣繼續升起。

夢境茶

2 份玫瑰花瓣

1 份艾草

1 份胡椒薄荷

1 份茉莉花

1/2 份肉桂

- 說明：混合之後，挖一茶匙加到杯子裡。倒入沸水，蓋上蓋子浸泡幾分鐘。就寢前喝下藥水，製造通靈夢境。

驅邪茶（當心！）

3 份迷迭香

1 份月桂

1 撮卡宴辣椒 *

- 說明：混合之後，挖一茶匙放到杯子裡，倒入沸水，蓋上蓋子浸泡幾分鐘。一天喝幾茶匙的量，或者加到洗澡水裡。

  （我在這裡將卡宴辣椒註記了「當心」的符號！因為它是一種很厲害的藥草，要小心使用，心懷敬意。）

伊西絲療癒藥水

1 份迷迭香

1 份鼠尾草

1 份百里香

1 份肉桂

- 說明：在一個藍色玻璃瓶裡注入半瓶普通水，加入研磨並授能過的藥草，然後在陽光下放置一整天。如果在日落前，水已經被藥草染色，就可以用了。如果還沒有，晚上先把它放到冰箱裡，隔天再放到陽光下。浸好後過濾。塗抹在身上或加到洗澡水裡，同時觀想你自己的健康狀態很理想。

角神賽努諾斯（Kernunnos）保護藥水

1 份松針

1 份葛縷子

1 份月桂

1 份羅勒

1 份大茴香

- 說明：在一個紅色玻璃瓶裡注入半瓶水，讓藥草在陽光下浸泡一整天。過濾後加到洗澡水裡，或塗抹在身上做為個人保護。也可以抹在保護幸運符和護身符上。

戀情酒

3 茶匙肉桂

3 茶匙薑

1 片一吋（約二‧五公分）長的香草豆莢

2 杯紅酒

2 茶匙大黃汁（非必要）

- 說明：沿著豆莢的長邊刮起香草豆，把藥草和香草豆加到紅酒裡，再加入兩茶匙大黃汁（如果有的話），然後靜置三天。飲用。

招財藥水

3 份檫木

2 份雪松

1 份多香果

1 份丁香

1 份蒔蘿

1 份岩蘭草

1 份菖蒲

- 說明：在一個綠色玻璃瓶裡注入半瓶普通水，加入大約一把已經混合且授能過的藥草。蓋緊蓋子，放在陽光下一整天。在黃昏時嗅一下水的味道，如果味道很濃，就在過濾後加到洗澡水裡，或是拿來洗手，或塗抹在招財香包上等。如果它的味道還不夠濃，就先放到冰箱裡冰一晚，隔天再放到陽光下。

月亮藥水

水

銀製容器

- 說明：在滿月的夜晚，當月亮升起時（也就是日落時），拿一個盛著水的銀製容器放到戶外，讓水吸收一整晚的月光。在黎明前起床，把水收回來，放到陶罐裡，用軟木塞塞緊。（絕對不要曝露在陽光下）加到祈求戀情的洗澡水裡；塗抹在錢上以增加財富；用於藥水中以促進通靈意識；放到洗澡水裡，用來與精神層面調和，或在月亮儀式前使用。

保護藥水（當心！）

3 份芸香

2 份迷迭香

1 份岩蘭草

1 份牛膝草

1 份槲寄生 *

- 說明：以一般方法調製、過濾，然後塗抹在家裡的每一扇窗和每一道門上。把剩下的水倒入排水管中以守護排水管。不要喝掉！

通靈茶

3 份玫瑰花瓣

2 份西洋蓍草

1 份肉桂

- 說明：煮製、過濾，然後在占卜和進行通靈工作之前或期間喝下一杯，以強化你的靈通意識。

淨化藥水

9 種祭獻植物

銀製容器

- 說明：蒐集任何九種祭獻植物，像是馬鞭草、芸香、迷迭香、白櫟木、松樹、阿拉伯膠木、康乃馨、百里香、羅勒、茉莉等。把它們放到非金屬材質鍋或碗裡，加入雨水（或普通的水），讓藥草浸泡著，蓋上蓋子，放到陰涼處靜置三天。取出過濾後，用於灑在室內或其他東西或你身上做淨化。（製作灑淨器的方法，請參見第十七章。）

淨化藥水 #2

1 份檸檬馬鞭草

1 份乾檸檬皮

1 份洋甘菊

● 說明：調製後，在儀式前飲用以求淨化。如果你想要的話，可以加一點點檸檬汁，一茶匙蜂蜜或糖。（秘魯巫師會在淨化典禮中使用糖。）

彩虹藥水

小盤子（非金屬材質）

● 說明：下雨時等著雲露出缺口，然後尋找彩虹。假如你看到彩虹，把一個小碟子或其他非金屬材質的盤子放到室外能夠捕捉到彩虹的地方。如果彩虹出現的時候天空仍然下著雨，就把雨水收起來做為儀式用途。雨水是受到彩虹的出現所賜福的，因為彩虹包含所有顏色，這種「藥水」適用於各種類型的魔法。裝到瓶子裡，貼上標籤。使用時可以加到洗澡水裡或塗抹在身上和手上，同時觀想你的魔法目標。

安眠藥水

1 份玫瑰花瓣

1 份香桃葉

1 份馬鞭草

● 說明：把玫瑰花瓣放到一壺水裡浸泡三天，每天都添加一些玫瑰花瓣。到了第三天，在日出時放入香桃葉和馬鞭草，然後浸泡一整天。到了夜晚時，在就寢前把額頭放入三掬藥水中浸洗，你的睡眠就不會受到惡夢的侵擾。使用到藥水用完為止，假如需要的話，再做新的一批。

太陽淨化藥水

2 份蕨類	1 份西洋蓍草
2 份杜松	1 份胡椒
2 份迷迭香	1 份芸香
1 份孜然	

● 說明：把研磨、混合和授能過的藥草，放到一個裝著半滿水的紅色瓶子

裡，然後放到陽光下，讓它浸泡著，泡好後過濾。在室內到處噴灑這種
藥水做溫和的淨化，每個月做三、四次。

太陽水
水
玻璃或水晶容器

● 說明：在黎明時把一個裝著純水的玻璃或水晶容器放到室外，要放在一
整天都曬得到太陽的地方。在日落時將水倒進瓶子裡，瓶口封緊，把它
放在陽光照得倒的地方。加到洗澡水裡以提升能量，在家裡四處噴灑以
驅邪，塗抹在身上做淨化。

14

儀式皂

在燭火的照拂下，你躺在一缸散發出藥草味的水中，為了待會兒要進行的魔法做準備。薰香的煙飄盪在空氣中，此時你在腦海裡形成魔法目標的理想畫面。蒸氣升起，伴隨花、種籽、植物根與葉片的香氣和能量。

接著，你在沐浴即將結束前，伸手去拿香皂，而它的人工香味香得過分。你的專注力被破壞了，你的注意力從儀式準備中被抽走。

你發生過這種事情嗎？我發生過。雖然製作香皂在魔法浴裡並不是必要的，但是一個正確的儀式皂可能使任何符咒的功效大為提升。即使你在進行儀式前不沐浴，也應該洗個手。就連像這樣的小小淨化儀式，都可以觸發儀式意識的狀態，所以，符咒香皂用在這裡會很理想。

我們能從哪裡取得這種香皂？別到超市尋找，你自己在家裡做。今日懂得製作香皂的人並不多，但是其中有很多樂趣。

大部分的市售香皂都含有腐蝕的化學成分，它們可能對皮膚造成嚴重刺激，而且添加了討厭的香精。在宗教用品店偶爾可以找到儀式皂（品質不一），但何妨試試自己做呢？

別擔心，你不需要為了這個目的而跑到鄉下去架起大釜、升柴火。而且，除非你想用刺鼻的氣味干擾你的鄰居和冒著手被鹼液灼傷的危險，否則，最好從純天然的卡斯提亞皂（Castile）開始。這種香皂在大部分的藥局和超市都找得到，買回來後，你再把精油或藥水加到香皂裡。魔法就在香氣和你對香皂的授能裡。

純正的卡斯提亞皂通常是用椰子油製作的，Kirk's（菲律賓所生產的一種

天然椰油皂）就很理想。卡斯提亞皂（根據西班牙的地名命名）也可以用橄欖油製作，但是我做出來的效果並不好。

任何的卡斯提亞皂都可能造成皮膚乾燥。如果你有這方面的問題，試試在混合前（見下列配方）添加一、兩匙杏桃油、杏仁油或椰子油到水裡，並且相對地減少水量。

儀式皂的類型有兩種：球狀和液狀。

以下是製作這兩種類型香皂的完整指引。

儀式皂球

使用一把非常鋒利的厚片刀，把四盎司（約一百一十三公克）的卡斯提亞皂條切成小塊，不要大於四分之一吋（六公釐）的方塊。方塊愈小愈好。把這些皂塊放到一個耐熱的非金屬容器裡。

用少於三分之一杯的水慢慢加熱，直到快要沸騰。把熱水倒到切成小塊的香皂上，然後靜置，直到水溫降到你的手能夠接觸的程度。用手攪勻香皂和水，這會讓皂塊溼潤，但是皂塊不應該浮在水面。如果發生這種情形，就加入更多的香皂。

讓香皂和水靜置約十分鐘，直到變成糊狀。如果皂塊仍然硬硬的，就把容器放到裝水的平底鍋裡重新慢慢加熱，直到香皂變軟。

趁著香皂融化時，把要用的幾種精油混合在一起，然後以你的魔法需求為它們授能。接著，把混合好的精油加到香皂和水的混合物裡。太過溫熱的水會讓精油蒸發掉，所以要等水變涼。把這些成分徹底混合均勻，香味應該會很濃郁，如果沒有的話，就添加更多的精油。

精油的品質和濃度，決定了蓋住純正卡斯提亞皂那有點像消毒水的天然氣味所需的精油用量。持續添加精油，直到你聞到精油的芳香。

把香皂團分成三、四份，用手揉成球狀。把每一個各放到九吋（約二十三公分）見方的棉質紗布上。把四個角往上拉，聚在頂端，扭在一起，紗布應該緊緊地包住皂球。做每一顆皂球時，重複同樣的步驟。

找個溫暖的地方，把皂球掛起來三天，或直到皂球完全變硬。等到用手指壓皂球，表面不會凹陷時，就可以把紗布拿掉。做好的香皂可立即用於儀式

浴。或者，你也可以把它們包在乾淨的紗布裡，貼上標籤，當作禮物送給會珍惜它們的朋友。

儀式皂液 #1

由於製造大廠積極地打廣告，液態皂已經是今日的新趨勢。不過，這些皂液實際上是清潔劑（detergents），並不是用來洗手的最佳物質。

雖然廣告商把液態皂吹捧得像是全新的發明，但這個概念就跟肥皂一樣古老。美洲印第安人把絲蘭（yucca）和其他用來製造肥皂的物質放到水裡攪拌，以製作清潔液，古代的夏威夷人也會把野薑花用在同樣的目的上。世界各地生長著許多含有皂素（製作肥皂的化學物質）的植物，而且對於各種族群的人來說，往往是肥皂的唯一來源。

不過，我們會以卡斯提亞皂做為儀式皂液的基底，方法如下：

當你磨碎卡斯提亞皂的時候，拿一個大碗放在下方盛裝。把磨好的皂片放到一個量杯裡，直到剛好裝滿一整杯。記得要壓緊那些皂片！

加熱三杯水到快到沸騰的程度，把皂片放到水裡。關掉火，用木製或（如果沒有木製的）金屬攪拌器攪打，直到皂片完全溶解。

靜置到冷卻，然後加入五十到六十滴已經混合好且授能過的精油。實際的用量視情況而定，當皂液散發出濃郁的香氣時，你就知道該停止了。

用漏斗把液態皂注入罐子裡，蓋上蓋子後用力搖晃，讓精油與皂液混合均勻，然後貼上標籤待用。

儀式皂液 #2

你也可以試著用藥水製作符咒皂液。在三杯熱水中加入五到六湯匙已磨碎、混合好，也授能過的乾藥草（而不用後面配方中所提到的精油），關掉火，讓藥草浸泡十到十三分鐘，然後過濾。慢慢重新加熱，加入一杯卡斯提亞皂片，攪打均勻，冷卻之後便可以直接使用。

可惜的是，當藥水與卡斯提亞皂混合之後，氣味會產生劇烈的變化。假如

你親自試過，就會了解我的意思。如果你不喜歡那些成品，就用幾滴你有用到的藥草之精油來增強氣味。

使用皂液的時候，只要把手弄溼，取幾滴皂液就行。它很容易形成泡沫並使你的肌膚清潔、芳香。

以下的配方能夠調製出來的皂液種類多到數不清。本書中大部分的精油配方，都可以使用在芳香皂裡。一旦你熟練了基本要領，就能做幾種放在身邊，等到儀式需要時使用。

這些配方裡，有的建議在製作皂液時使用玫瑰水或橙花水來取代普通的水。在實務上，你可以選擇用或不用，但是要用的話，只能使用含有天然橙花精油或玫瑰精油的水。

如果你的祭壇設有櫥櫃或架子，就把未使用的皂液存放在祭壇裡，或是把它們放在藥草櫥櫃裡就好。

記住，使用儀式皂時要運用力量。一邊洗的時候，也要一邊觀想你的魔法目標。

儀 式 皂 配 方

伊西絲皂
3 份沒藥
2 份乳香
1 份蓮花特調精油
- 說明：使用於埃及儀式或伊西絲儀式之前，也可以用這種皂來清洗，以培養心靈意識。如果你想要的話，可以用玫瑰水取代用來溶解皂片的普通水。

戀情皂
4 份天竺葵
3 份玫瑰草
2 份橙花

1 份薑
- 説明：用於吸引戀情，或在與愛有關的儀式之前使用。在調製皂液的時候，可以用一比一的比例使用玫瑰水和普通水。

運氣皂

2 份岩蘭草

1 份甜橙

1 份肉荳蔻果仁

- 説明：用來改變你的「運氣」，為你的生活招來正面能量。在調製皂液時，可以用橙花水取代普通的水。

招財皂

3 份廣藿香

2 份胡椒薄荷

1 份羅勒

1 份松樹

1 份肉桂

- 功效：每天用這種皂液洗手以招來錢財，或用於招財儀式之前。

月亮皂

3 份檀香

2 份樟腦

1 份檸檬

1 份尤加利

- 功效：在滿月時用於儀式之前，用來與月亮的能量調和。

保護皂

4 份迷迭香

3 份羅勒

1 份乳香

1 份月桂

1 份薄荷

● 功效：當你覺得需要受到保護的時候，就用這種皂液清潔，或是在施保護咒之前使用。

通靈皂

3 份檸檬香茅

2 份月桂

1 份肉桂

● 功效：用這種皂液清潔，以提升你的通靈意識，特別是進行占卜或通靈工作之前。

年輪慶典皂

4 份檀香	1 份沒藥
3 份迷迭香	1 份月桂
2 份廣藿香	1 份檸檬
1 份肉桂	1 份薑

● 功效：用於年輪慶典（參見附錄一：字彙表）的儀式浴，或做為一般的魔法清潔用品。

巫師皂

3 份迷迭香

2 份松樹

1 份肉桂

1 份甜橙

● 功效：在各種儀式之前使用這種皂液，以提升你的個人力量。

15

魔法香包或藥草護身符

魔法香包（也叫做藥草護身符或幸運符）是一種裝著藥草及其他素材的小束口布袋。

有的香包能夠抵擋某些能量和疾病，有的能幫助你吸引特別的情況或力量。在這個新的版本中，我納入了星座香包，讓著重於太陽星座的人來使用。這些香包可以每天佩戴，做為個人力量的推進器，或是放在祭壇上，在魔法上象徵著你。

香包的製作歷史悠久，但很簡單。不一定要使用布料，從前的人也用過獸角、貝殼、皮革、毛皮和小盒子。也有用魔法戒指做成的香包，方法是在戒指下放一種適當的藥草。所以，**寶石和藥草的能量都能朝著魔法目標而運作。**藥草也可以縫到布袋裡，以產生保護作用。

製作香包

以大部分的香包而言，大約一把左右已授能的藥草混合物只會太多，不會不夠用。家用香包可以做得比隨身佩戴的香包還大一些。

首先，把藥草混合在一起，用你的魔法需求為它授能。你知道藥草會隨著那些釋放到你目標上的特定設計的能量而律動。

接下來，選擇顏色適當的布料。要使用天然纖維，像是毛氈、羊毛或棉；聚酯纖維等合成布料會干擾藥草的頻率。將布料裁成邊長為四吋（約十公分）

到九吋（約二十三公分）的正方形，把授能過的藥草放到中央，拿起四角，牢牢地綁在一起。此時，藥草被牢牢地包在布裡。用一條材質天然的線，像是羊毛線或棉線，把香包束起來。

如果你有各種顏色的線紗和布料的大量存貨，會很有幫助。毛氈的效果很好，而且有多種色彩。

使用香包

如果你做的是個人香包，把它放在你的手掌中，輕輕地擠壓它便可以釋放出香氣，隨時隨身佩戴。

如果香包是為房子或車子而設計的，就把香包擠壓一下，然後放最適當的地方。

差不多每三個月就要更換新的香包，然後把舊的拆掉，埋起來。

香 包 配 方

防巫魔香包
1 份蒔蘿籽
1 份亞麻籽
1 份芍藥根
● 說明：用白布包束好，佩戴或隨身攜帶，也可以掛在門或窗戶上。

防巫魔香包 #2
1 份車軸草（三葉草）
1 份馬鞭草
1 份聖約翰草
1 份蒔蘿
● 說明：用白布包束好，然後佩戴在身上。若要用來守護你的家，就掛在窗戶上。

防小偷香包

2 份迷迭香

1 份杜松

1 份葛縷子

1 份接骨木

1 撮大蒜

● 説明：用白布包束好，掛在前門上以保護屋子和裡面的東西。如果你不喜歡大蒜的強烈氣味，就用一撮碾碎的大蒜皮。

防牙痛香包

1 湯匙鹽

1 份麵包屑

1 小塊煤

● 説明：當疼痛開始的時候，拿一塊紅色絲布把以上材料包束好。但要去看醫師，才能保證香包有效！

水瓶座香包

3 份薰衣草

2 份廣藿香

1 份安息香

1 份肉荳蔻皮

1 份薄荷

● 説明：混合均勻，用灰色或其他顏色暗沉的布包束好。佩戴或隨身攜帶，以強化此星座的正向層面。

白羊座香包

3 份康乃馨

2 份杜松

1 份乳香

1 份茴香

1 份孜然

● 說明：把以上授能過的藥草混合均勻，用紅色的布包束好，然後佩戴或隨身攜帶，以強化此星座的正向層面。

巨蟹座香包（月亮之子）

3 份檀香

2 份沒藥

1 份梔子花

1 份檸檬香蜂草

1 份梔子花花瓣

● 說明：用白色的布包束好，隨身攜帶，以強化此星座的正向層面。

魔羯座香包

3 份岩蘭草

2 份絲柏

1 份馬鞭草

1 份銀葉合歡花

1 份聚合草

● 說明：混合均勻後，用藏青色或你喜歡的任何深色布包束好。佩戴或隨身攜帶，用來強化此星座的正向層面。

車子保護香包

2 份迷迭香

2 份杜松

1 份艾草

1 份聚合草

1 份葛縷子

1 小塊單尖水晶

● 說明：用紅色的布包束好，藏到車上不容易被發現的地方。開車時要注意安全。這個香包無法防止可歸責於駕駛人的錯誤。幾個月後，把香包拿走，留下水晶並為其淨化（可使用水晶淨化薰香），然後放到新香包裡再次使用。

車子保護香包 #2

3 份迷迭香

2 份杜松

2 份羅勒

1 份茴香

1 份艾草

1 份馬鞭草

1 撮鹽

● 說明：車子保護香包的另一種配方法。

博奕香包

3 份廣藿香

2 份肉荳蔻果仁

1 份茉莉花

1 份丁香

1 份委陵菜

1 小塊天然磁石

● 說明：把授能過的藥草放到綠色的布中包束好，隨身攜帶。用於將錢使用在具有風險的未來報酬時，例如：投資、賭博、投機買賣。

雙子星香包

3 份薰衣草

2 份薄荷

2 份薰陸香

2 份丁香

1 份蒔蘿

1 份大茴香

● 說明：用黃色的布包束好，隨身攜帶，以強化此星座的正向層面。

療癒香包

2 份肉桂

2 份檀香

1 份玫瑰花瓣

1 份卡宴辣椒

1 份薑

1 份芸香

● 説明：混合均勻後，用藍色或紫色的布包束好。在香包上塗抹尤加利精油，然後佩戴在身上，或晚上時放在床的附近。

居家保護香包

3 份迷迭香

3 份羅勒

2 份茴香籽

2 份蒔蘿籽

1 份月桂

1 份蕨類

1 撮鹽

● 説明：用紅色的布包束好，把香包放到屋子裡最高的地方。

居家保護香包 #2

1 份飛蓬草

1 份聖約翰草

1 份續隨子（使用前先乾燥）

1 些整顆小麥

● 説明：源自於古中東，應該以紅色的布包束好，掛在前門上。

獅子座香包

2 份橙皮

2 份肉桂

1 份乳香

1 份肉荳蔻果仁

1 份杜松

1 撮金合歡膠

● 説明：用橘色、金黃色或紅色的布包束好，隨身攜帶，用來強化此星座的正向層面。

天秤座香包

2 份綠薄荷

2 份貓薄荷

2 份玫瑰花瓣

1 份馬鬱蘭

1 份百里香

1 份艾草

● 說明：用黃色的布包束好，隨身攜帶，用來強化此星座的正向層面。

戀情香包

3 份薰衣草

2 份玫瑰花瓣

1 份鳶尾根

● 說明：用粉紅色的布包束好，放到你的衣物間，讓衣物充滿戀情的芳香。或是佩戴在身上，以吸引戀情。

戀情香包 #2

3 份玫瑰花瓣

2 份橙花

1 份茉莉花

1 份梔子花的花朵

● 說明：戀情香包的另一種配方法。

戀情「專用」香包

4 份玫瑰花瓣

1 份橙皮

1/2 份康乃馨花瓣

1 撮滿天星

● 說明：混合均勻後，用粉紅色的布包束好，然後佩戴。

招財香包

3 份廣藿香

2 份丁香

1 份橡木苔

1 份肉桂

● 説明：用綠色的布包束好，隨身攜帶，用來吸引錢財。

治療惡夢香包（當心！）

1 份羽扇豆　　　　　　　1 份堆心菊屬花（天芥菜或向日葵）

1 份棉花糖　　　　　　　1 份苦艾

1 份大羊蹄　　　　　　　1 份草莓葉

1 份接骨木　　　　　　　1 份紅豆杉漿果 *

● 説明：用淺藍色或白色的布包束好，掛在靠近床頭的床柱上。這個古老的配方也用來治療「水妖病」和由小妖精引起的禍害！但我不保證這個配方的有效性。

雙魚座香包

3 份檀香

2 份鼠尾草

1 份尤加利

1 份大茴香

1 份檸檬

● 説明：用一塊紫色的布包束好，佩戴或隨身攜帶，用來強化此星座的正向層面。

保護香包

3 份蒔蘿籽

2 份葛縷子

1 份亞麻籽

1 撮鹽

● 説明：用白色或紅色的布包束好，隨身攜帶，以求得保護。

保護香包 #2

2 份馬鬱蘭

1 份歐白芷根

1 份蒔蘿籽

1 份丁香

- 說明：用白布包束好，放在窗戶邊。

聖品香包

3 份卡加那根

1 份乾辣椒

1 份玉米粒

1 撮綠松石粉

- 說明：用白布包束好，埋在你家的前門附近（或是花盆裡），以守護你的屋子，並且賜予它力量。

射手座香包

3 份檫木

2 份雪松

2 份丁香

1 份八角

1 份龍血

1 份杜松

- 說明：用紫色的布包束好，佩戴或隨身攜帶，以強化星座的正向層面。

天蠍座香包

3 份松樹

3 份沒藥

2 份高良薑

1 份多香果

1 份香菫菜的花朵

1 份羅勒

- 說明：用亮紅色（或藍色，如果你喜歡的話）的布包束好，佩戴或隨身攜帶，以強化此星座的正向層面。

辣玫瑰香包

1 份玫瑰（代表戀情）
1 份迷迭香（代表回憶）
1 份木槿（代表標緻）
1 份丁香（代表尊貴）
1 份洋甘菊（代表在逆境中的能量）

● 說明：用粉紅色的布包束好，送給你所愛的人。

金牛座香包

3 份廣藿香
2 份橡木苔
1 份小荳蔻
1 份玫瑰花瓣
1 份香草豆，壓碎

● 說明：用黃色或藍色的布包束好，佩戴或隨身攜帶，以強化此星座的正向層面。

旅行保護香包

1 份芥菜籽
1 份聚合草
1 份鹿角菜
1 份墨角藻（也叫做海帶）

● 說明：用白色或黃色的布包束好，旅行時隨身攜帶，也在每個行李和衣袋裡塞一個這種香包。

十二種藥草冬至香包

7 份杜松	2 份肉荳蔻果仁
4 份肉桂	2 份迷迭香
4 份多香果	2 份檸檬皮
4 份薑	2 份橙皮
4 份葛縷子	1 份丁香

1 份月桂　　　　　　　　　　2 撮鳶尾根

● 說明：用綠色或紅色的布包束好，在冬至或薩溫節（立冬）的時候當作
　禮物送人。

處女座香包

3 份薰衣草

2 份廣藿香

2 份絲柏

1 份葛縷子

1 份蕨類

1 份薄荷

● 說明：用亮黃色的布包束好，然後佩戴或隨身攜帶，以強化此星座的正
　向層面。

財富香包

2 份肉桂

2 份檸檬香蜂草

1 份委陵菜

1 份丁香

1 顆香草豆

1 顆零陵香豆

● 說明：碾碎香草豆，然後把所有材料混合在一起，授能。用紫色或綠色
　的布包束好，佩戴或隨身攜帶，以增加財富和創造正向的現金流。

天氣保護香包（當心！）

1 份槲寄生 *

1 份雪松

1 份金雀花

1 份瀉根

● 說明：用白布包束好，掛在煙囪附近、閣樓上，或家裡的高處。用來保
　護屋子及其居住者不受天氣的蹂躪。

找巫師幸運符

1 份芸香

1 份龍芽草

1 份少女髮絲蕨（鐵線蕨的一種）

1 份掃帚上的乾草

1 份金錢薄荷

● 說明：用紫色的布包束好，佩戴在身上，可幫助你認識其他巫師——如果你孤零零的，而且正在尋找其他老派巫師的話。

16

魔法香粉

長久以來,香粉一直是民俗魔法裡不可或缺的部分。香粉是以磨碎的藥草製成,在噴撒時會釋放出它們的力量。香粉是一種不能拿來燒的薰香,和不能拿來戴的香包。

我在本書的舊版裡列出兩種香粉的配方(第十二章:其他配方集錦),而且也在《藥草魔法》錄影帶裡為這個主題貢獻了一段篇幅。雖然多年來我斷斷續續地在使用香粉,不過我仍然懷疑是不是有必要納入這一篇。

在審視過這個擴增版本之後,我意識到我們已經討論過十種截然不同的魔法混合物,更別說還有幾百種配方,真的接近誇張的程度了。一個人會願意執行多少種形式的藥草魔法?或至少,願意閱讀多少?

但是我決定,如果這本書希望成為一本介紹魔法香氛的大全,就有必要納入香粉這一篇。

此外,以這種形式而言,許多使用香粉的儀式是很特殊的。所以,這就是這一篇在此呈現的原因。

製作香粉

只要盡量把藥草磨細就好。為了節省時間,你可以購買磨好的藥草,但是這種投機的方式會減損你與藥草之間的聯繫。

在研磨藥草的漫長過程中,要觀想、想像並看見你的魔法目標。

在本書中，我或許沒有太過強調授能藥草製品的必要性，所以我再重申一遍，力量就存在於藥草的內在和我們的內在。**如果我們不為香粉、薰香或精油授能，如果我們不透過觀想和專注力，以我們的魔法目標準確地「設定」它們，那麼那些藥草混合物幾乎等於沒有效用。如果你忘記授能，你也可能忘掉魔法！**

現在回到香粉的部分，把磨成粉的藥草混合在一起，授能，然後你就隨時可以使用香粉了。

使用魔法香粉

最簡單的方法是，當你需要香粉的能量時，把它們撒在你需要的地方。還有其他的方法：

- 繞著你自己撒香粉，做出一個圓形，從東方開始，以順時鐘方向繞一圈，回到東方結束。
  坐在這個圈圈內，然後吸收香粉的能量。
- 利用水晶和石頭進行魔法活動的人，可以在儀式中添加香粉。把香粉撒在祭壇上的水晶周圍，以提升水晶的力量。
- 在點燃蠟燭前，把香粉撒在蠟燭周圍，以提升蠟燭的能量。
- 在祭壇上把香粉撒成特定的形狀，當作觀想的焦點：保護香粉用五角星，戀情香粉用心形，通靈香粉用圓形，至於其他的狀況，你的想像力自然會教你。

香粉能不能一直維持那個形狀，並沒有關係。

但是要記住，香粉只能用於基於保護的目的而影響你的執念、你自己或已取得同意的其他人。所有的操弄魔法都是負面魔法，最後會反饋到魔法師自己身上。

提醒：有些香粉，特別是含有龍血的，會弄髒地毯、床單、衣服等織物，在播撒的時候要小心。

祝你們使用愉快！

香 粉 配 方

靈魂出竅之旅香粉

2 份檀香

1 份艾草

1 份肉桂

● 功效：睡前撒在床單和枕頭上，以促進經由意識引導的靈魂出竅。

驅邪香粉

3 份羅勒

2 份乳香

2 份迷迭香

1 份西洋蓍草

1 份芸香

● 功效：把香粉撒遍室內，或是撒在任何需要強力淨化和保護的地方。

快樂香粉

2 份薰衣草

1 份貓薄荷

1 份馬鬱蘭

● 功效：當你想要提振心情的時候，把這個香粉撒在地板或土地上，形成
一個圓圈，然後坐在裡頭，吸入香粉的能量。觀想那些能量圍繞著你，
為你注入歡樂。

健康香粉

2 份尤加利

1 份沒藥

1 份百里香

1 份多香果

● 功效：撒在病床上或恢復室，以加速身體的療癒過程。
或是撒在祭壇上，並且點上幾支藍色的蠟燭。

戀情香粉

3 份西洋蓍草

3 份薰衣草

2 份玫瑰花瓣

1 份薑

● 功效：用來吸引戀情。要確實撒在床單上或臥室裡。

幸運香粉

2 份岩蘭草

2 份多香果

1 份肉荳蔻果仁

1 份菖蒲

● 功效：用來為你的生活帶來正向的改變。

招財香粉

2 份雪松

2 份廣藿香

1 份高良薑

1 份薑

● 功效：用來吸引錢財，撒在你經營事業的地方，撒在你的皮夾或錢包裡。抹在你要花掉的錢上，或是在祭壇上撒出金錢符號，然後在那個符號上點一支蠟燭。

財富香粉

3 份檫木

2 份肉桂

1 份松樹

● 功效：用來吸引所有形式的財富。

保護香粉

2 份龍血

2 份檀香

1 份鹽

● 功效：混合均勻後撒在你財產的周圍，用來驅逐和擊退負面的事情。

保護香粉 #2

2 份艾草

2 份乳香

1 份蒔蘿

1 份杜松

1 份孜然

● 功效：在你需要受到保護的地方，裡外都撒上這個香粉。用來保護個人時，撒成一個圓圈，站在裡面，直到你受到藥草的能量而改變。每天進行，讓自己隨時受到保護能量的庇祐。

通靈香粉

2 份西洋蓍草

1 份玫瑰花瓣

1 份檸檬香茅

1 份小米草

● 功效：在運用你內在的通靈意識之前，先撒上這種香粉。

心靈香粉

2 份沉香

1 份乳香

1 份沒藥

1 份檀香

● 功效：在進行冥想或宗教儀式之前，撒在房間裡，好將你的意識轉化到更高階。為了這個目的，也要撒在藍色蠟燭的周圍，形成一個圓圈。

許願香粉

2 份鼠尾草

1 份檀香

1 份零陵香豆

- 功效：在一個沒有人的地方，用右手拿著香粉（如果你是右撇子）。感覺它的能量，並且十分清楚地觀想你的願望。喚起你的內在力量，將它送到香粉裡。當香粉因能量而躍動時，把它拋得愈遠愈好。當香粉碰觸到地面時會釋放出能量，然後開始作用，幫你實現願望。

Chapter

17
其他配方集錦

這些配方似乎沒有辦法做任何分類，所以我把它們集合在這個標題之下。

灑淨器
薄荷

迷迭香

馬鬱蘭

● 說明：使用這些新鮮藥草的細枝。把靠近主幹的較粗端用白色的線或細繩束在一起，用來沾藥水灑在你身上、別人身上或在屋子各處。在使用灑淨器的同時要觀想。它也可用於在房子四處點灑鹽水，以驅除負面事情。灑淨器用於威卡和魔法儀式中。

在每次使用時，製作新的灑淨器。

灑淨器 #2
馬鞭草

長春花

鼠尾草

薄荷

梣樹

羅勒

● 説明：使用取自新鮮植物素材的細枝，綁到一根處女榛木（還沒有結過果子的樹）柄上，用上述的方法做灑淨。

野火（魔法之火）

絲柏

月桂枝

白櫟木

● 説明：用以上的木材和樹枝升火，一邊觀想它的火焰正在淨化和授能附近的所有東西。適用於當你和別人為了魔法儀式或禮典儀式而會面的任何場合，它具有淨化和強化力量的功效。

乳香保護項鍊

幾盎司乳香「淚」（圓形的小團塊。一盎司約二十八公克。）

● 説明：用保護性的能量為乳香淚授能。用黃色的棉線穿過一根又短又細的針。把針放到瓦斯火焰、熱水或燭火中加熱（如果用的是燭火，若在針頭上形成了任何的煤煙，要立刻擦掉）。把熱針穿過乳香淚中央，然後把乳香淚推到線上。重複熱針和穿珠子的步驟，直到你做出一條可以套過頭戴上的乳香「珠」項鍊。把兩端牢牢打結，佩戴以求得保護，或在魔法儀式時佩戴。

墨西哥療癒按摩

1 把黃雛菊

1 把香菫菜

1 把罌粟

1 把迷迭香

● 説明：把這些新鮮的植物素材混合均勻，授能，然後放到一個大陶瓷碗裡。用伏特加或其他氣味不明顯的酒把藥草弄得溼透。如果你不想使用酒精，就用蘋果醋代替。用溼藥草揉擦病患的身體，觀想它們把病痛吸收掉。

結束之後，把藥草埋起來，洗淨雙手。

招財五角星

4 湯匙磨碎的丁香	4 湯匙水
4 湯匙磨碎的肉桂	幾滴肉桂精油
4 湯匙磨碎的肉荳蔻果仁	幾滴丁香精油
4 湯匙磨碎的薑	幾滴肉荳蔻果仁精油

2 湯匙磨碎的紫雲英樹膠（或金合歡膠）

● 說明：把辛香料混合均勻，加入精油後再混合一次，然後授能。把紫雲英樹膠倒入水裡，混合均勻，靜置，直到樹膠吸足水分。把已磨好、授能過的辛香粉，倒入樹膠和水的混合物裡，用手指混合均勻。這樣應該會產生一個黏稠、像麵團般的混合物。如果混合物太軟糊，就再加點磨碎的辛香料。用手把團塊分成各一吋（二・五公分）大的扁平圓形，拿一把鋒利的刀在每個圓形上切出五角星形，然後把五角星放到溫暖、曬不到太陽的地方晾乾。

當五角星乾到像石頭一樣硬的程度時，就可以放到口袋或皮夾裡，吸引錢財。或者也可以放到祭壇上兩支點燃的綠色蠟燭之間，蠟燭要以廣藿香精油或肉桂精油塗抹過。如果你想要的話，可以用這些材料做一個較大的五角星形，拿綠色蠟燭環繞它，以加速招財的速度。經過四週之後，懷著感激的心把五角星埋到土裡，然後做新的來使用。

靈魂出竅之旅枕頭

3 份艾草
2 份岩蘭草
1 份檀香
1 份玫瑰花瓣
1 份香草豆，壓碎
一撮磨碎的鳶尾根

● 說明：做成小枕頭，睡在上面，以促進睡眠時的靈魂出竅之旅。

夢境枕頭

2 份玫瑰花瓣
2 份檸檬香蜂草

1 份脂香菊

1 份薄荷

1 份丁香

● 説明：把材料放進小枕頭裡，睡在上面，以求夢境逼真。

魔法枕頭

● 説明：把每種藥草分開使用，若想達成多種目的，就把藥草混合在一
　　起。做成大約五吋（約十三公分）見方的小枕頭，把它們放到你平常使
　　用的枕頭之上。

大茴香：停止做惡夢

月桂：愉快的夢

洋甘菊：一夜好眠

尤加利：療癒

蛇麻：睡眠、療癒

艾草：夢境、通靈夢境

胡椒薄荷：若使用新鮮的，能夠誘導睡眠；要每天替換。

百里香：快樂（舒解憂鬱）

檸檬馬鞭草：催情

西洋蓍草：夢到愛戀的人

戀情香丸

1 顆完整的新鮮大柳橙或檸檬（見下方）

2 湯匙磨碎的肉桂

2 湯匙磨碎的芫荽

2 湯匙磨碎的薑

1 湯匙磨碎的鳶尾根

一些整顆丁香

● 説明：如果你想吸引某位男性，就用柳橙；如果想吸引女性，就用檸
　　檬。選擇沒有凹痕和變色的水果，而且要堅實、接近成熟。
　　把磨碎的藥草放到一個小碗裡，混合均勻，然後用你對愛的需求來為它
　　授能。

拿著柳橙或檸檬，觀想你自己在戀愛中。把一個空碗或空盤放到水果下方，以接住稍後滴下來的果汁，把其中一顆丁香塞到水果裡。現在，維持觀想，把另一顆丁香塞進去，愈靠近第一個愈好，但要留點空隙。繼續塞下一顆，直到在柳橙或檸檬的表面約略形成一個愛心的形狀。

繼續觀想，塞入更多丁香，直到柳橙全部被塞滿了。這時，你的手上也許會沾上一些果汁。

當水果上布滿了丁香，幾乎看不出它的表皮時，把它放到裝有混合好、授能過的辛香料的碗裡。把它放在裡頭滾一滾，直到沾滿了戀情香料混合物。把它放在碗裡一、兩週，每天讓香丸在香料上滾一滾。

幾週後把香丸拿走，以你的魔法需求為它授能。把它放到祭壇上，用玫瑰、茉莉、玫瑰草等戀情精油，或本書建議的任一種戀情調配精油，塗在六支粉紅色蠟燭上。讓蠟燭圍繞著香丸，點燃蠟燭，讓燭火燃燒大約九分鐘的時間，同時觀想你自己在戀愛中。

用一條粉紅色的細繩、線或毛線綁住香丸，把它掛在你看得到的地方，每天聞幾次它的味道。讓蠟燭燒完。

香丸會發揮它的作用的。

淨化液

1/2 杯蘋果醋

1 把新鮮的尤加利葉

1 把新鮮的芸香葉

3 撮鹽

1 夸特（約九百四十六毫升）水

● 說明：把藥草加到蘋果醋裡，靜置一整夜。用紗布將蘋果醋裡的藥草過濾掉，然後和鹽一起加到水裡。用這種混合物來清洗、淨化物品，像是寶石、幸運符或魔法工具等，或是添加半杯的量到洗澡水裡。實際上，它等於是一種很稀薄、稀釋過的花草精。

玫瑰戀情珠

1 份新鮮的玫瑰天竺葵葉子

2 份新鮮的玫瑰花瓣（愈香愈好）

玫瑰水

- 說明：摘掉玫瑰花瓣上白色的末端，以你對戀情的需求為這些新鮮藥草授能。把花瓣和葉子放到一個非金屬材質的鍋子裡，加入玫瑰水淹過它們。蓋上鍋蓋，用文火煮三十分鐘，要確定沒有真的煮滾。關掉火，浸泡到隔天。再以文火煮半小時，這個步驟總計重複三天，需要時添加玫瑰水。在最後一天時，擠出所有的水，直到你得到一個芳香團塊。

  這個混合物應該要乾到能夠捏出形狀，用手把它揉成一個個小小的圓珠子，每個大約四分之一吋（六公釐）長。趁珠子還溼潤、能夠穿洞的時候，拿一根針或堅硬的金屬線穿過每一顆珠子。放置約一週的時間讓它晾乾，偶爾翻動一下，讓珠子乾得均勻。用粉紅色的線紗、毛線或緞帶穿過珠子。珠子又醜又黑，但是穿戴在身上時，會散發出甜美的玫瑰芳香。你可以為了戀情而穿戴，或放到香包裡，或放到錢包裡等等。

巫師的戀情蜂蜜

1 杯純淨的淡蜂蜜

2 根打碎的肉桂棒

1 茶匙整顆丁香

1 片直徑約一‧八公分的糖薑片

1 片二‧五公分長的乾檸檬片

1 根二‧五公分長的香草豆

1 撮磨碎的小荳蔻

- 說明：用你的魔法意圖為所有的藥草和蜂蜜授能。把藥草倒進密封罐裡，加入蜂蜜後搖晃，直到所有的藥草都沾溼了。蓋緊蓋子，把密封罐放到藥草祭壇上的兩支粉紅色蠟燭之間。點燃蠟燭，讓蠟燭燒完。把蜂蜜放在陰暗的地方三週。將蜂蜜少量地加入食物和熱飲中，以促進美好的感覺和戀情。

  （註：你可以到亞洲食品超市、藥草店和美食店，去尋找糖薑片或結晶薑片。）

part

3

替代品

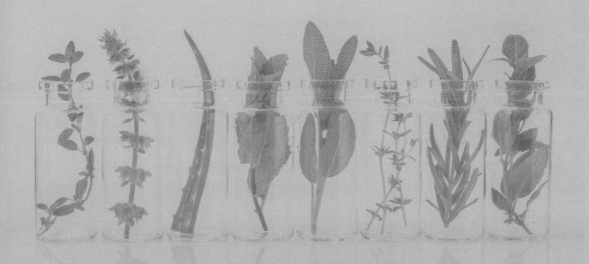

18

使用替代品

也許你一切準備就緒，正要著手混合出一批薰香，此時卻發現，糟了，缺少一、兩種材料。然後，也許你會把每樣東西放回去，等到取得了適當的藥草再進行，對吧？

錯了！

本書裡的配方是經證實有效的真實建議和範例，但這不表示你不能配合手邊的存貨而改變配方，或只是為了自己的喜好而做些改變。

如果你缺少一些材料（例如今日很難取得的沉香），只要使用具有相同基本能量的藥草來取代就行了。

我很訝異，許多人對於使用替代品感到猶豫。類似以下對話的例子（雖然稍微誇張了點），經常出現：

大藥草魔法師問我：「請問你有沒有『阿莎格雷克莎納錫頓樹膠』（gum assagraxanathicthon）？」

我彈了彈手指，「沒有，你要拿來做什麼？」

大藥草魔法師挑起他的眉毛說：「做一種古老的顯靈薰香。」

「嗯……為什麼你不用薰陸香或克里特白蘚來代替？」

「不！一定要用『阿莎格雷克莎納錫頓樹膠』！」他動怒了。「這個有兩萬五千年歷史的配方很明白地說，如果不用『阿莎格雷克莎納錫頓樹膠』，邪靈就會把我抓到阿拉伯的炎熱沙漠中！」他的下嘴唇在顫抖。

「哦，它的作用是保護。那麼你有三種選擇：用阿魏來取代；不要做那種特殊的配方；或是打包行李，準備過炎熱的生活。」

我的回答好像不著邊際？並不是，我只是用另一種方法來指出重點：**不需要太嚴格地遵循魔法配方。**

在他問我之前，並沒有任何的「阿莎格雷克莎納錫頓樹膠」，也沒有流傳了兩萬五千年的配方。

我並非鼓勵使用替代品，而是這種做法往往是必須的。雖然本書裡提到的大部分材料，都能在某些地方找到，以某種價格買到，但是沒有人能夠擁有全部的庫存。所以，如果有人使用到比較多種類的配方，就會需要替代品。

在其他比較煽動性的書籍（例如目前很流行的偽「死靈之書」）裡所提到的許多配方，列出了一些無人知曉、未經證實、早已絕種或不曾存在的藥草。原因如下：

1. 為了讓讀者認為作者是一位「學者」，以及知道晦澀魔法書的存在（許多都太過艱澀，以至於後來失傳了）。
2. 為了測試讀者對該主題的知識，以及他們不理會錯誤資訊和用相同性質的材料取代某種成分的能力。
3. 因為作者已經無法了解得更多。

所以，要組合出某些配方但不使用替代品，是不可能的。

事實上，我在本書裡也納入了無人知曉的藥草，例如，月亮薰香 #2 的「史雷納脫普」和幽靈薰香 #2 的「塔瑟斯巴布杜」。在前者的例子裡，我建議使用替代品，後者的例子是不推薦使用的配方，就不管它了。

我並非跟其他作者一樣屬於老學派：「寫得讓讀者感到糊塗、混淆。」

所以，當你用完檀香或遇到架子上的薰衣草精油瓶空了的時候，就參考這一篇來決定最佳的替代品。如果你在別的地方看到含有「史雷納脫普」、「塔瑟斯巴布杜」，甚至「阿莎格雷克莎納錫頓樹膠」和任何有毒物質的配方時，也是一樣。

你要怎麼做？最好要知道缺少的材料所具有的魔法力量。知道這一點，你才能判定為什麼它會包含在那個特殊的配方裡，也才能用具有類似能量的植物來取代。

即使你不確定為什麼檸檬精油會被列在淨化的藥草混合物裡，至少你可以查看表格裡「淨化」項目中有什麼精油能夠取代它。

在此處舉數個例子：

假設你要製作含有薄荷、廣藿香、松樹和肉桂的快捷財精油。你記得上次看到廣藿香精油時，價格是一瓶十美元，但是你身上只有幾塊錢，只好決定先不要買。

所以你查看第十九章裡的招財和財富列表，最後決定使用岩蘭草精油。它有一點相似的氣味，在儀式上很適合，而且你手邊就有存貨。太好了！你已經成功以岩蘭草精油取代廣藿香精油了。

事情就是這麼簡單。如果你希望確定你的替代品是最佳選擇（記住你的哪些藥草還有庫存），就在書籍裡查查每一種可能適合的藥草。查閱它們的背景、基本能量和建議的魔法用途。然後再從這樣的知識基礎裡，選擇最適合的藥草。

當你在嘗試混合來自本書以外的配方時，有可能產生許多問題。假設你讀了阿格里帕（Agrippa）的《神秘哲學三書》（最初於一六五一年在英國發行），然後你想混製出火星「薰煙」或薰香。成分如下，未列出分量：

大戟
芳香樹膠
氨樹膠
兩種嚏根草根
天然磁石
一點點硫磺
沒藥
貓腦或蝙蝠血（註：這是依據一六五一年的版本。在一九七四年的版本中，此行的成分改為「雄鹿腦、男人血和黑貓血」。這麼駭人的改變令我感到懷疑。）

嗯……相當不可思議的薰香，但不管怎樣，你就是決定要做了。

首先，你決定略過腦子或血，因為……嗯，原因很明顯。古時候都用這樣的成分去黏著薰香，同時也將人們認為它們所擁有的能量添加到成品中。

如果你希望用什麼東西取代腦子或血，可以試試蛋白，這是很古老的生命象徵，也是很好的黏著劑。

現在，談談大戟。它是四千種有毒、有白色乳汁的常見大戟科植物裡的任何一種，最為人知的成員也許是聖誕紅。在古時候，人們將大戟（分泌白色汁液的任何大戟屬植物）用於醫療和魔法中。也許正因為它兇猛的毒性，所以才被列入這個配方裡。

你不想被自己做出來的薰香害死，所以在第十九章的火星列表裡尋找適合的替代品。菸草如何？雖然它有毒，但是在薰香裡添加一小撮菸斗用菸草不會害死你。很好，你決定用菸草了。

現在來看看芳香樹膠。這種罕見的物質來自於橄欖科的幾種植物，它們生長在印度和非洲。雖然人類知道它的存在已經有六千年了，但在實際上，今日是無法取得芳香樹膠的。

然而，來自於裂欖屬植物的柯巴脂，從馬雅時代就一直被使用至今。它與芳香樹膠有親戚關係，至少是遠親。此外，據說芳香樹膠有一種類似雪松的芳香。我想，某些種類的柯巴脂也可以被這樣形容。

由於芳香樹膠和柯巴脂都是樹膠（而且你在藥草櫃裡有五十公克的存貨），因此柯巴脂看起來是良好的替代品。雖然柯巴脂沒有列在火星列表裡，但它是可以接受的選擇。

在決定替代品上，使用近親植物是一個很有用的方法。你沒有柯巴脂嗎？別擔心。火星列表裡也包含了龍血和松脂，任何一種都可以用來取代芳香樹膠。如果可能的話，用性質相近的物質來替代，例如，以精油取代精油、以樹膠取代樹膠、以樹皮取代樹皮、以樹葉取代樹葉等。

第三種成分，氨樹膠，是取自於一種伊朗樹和阿魏屬植物的膠脂。現今它也是無法取得的，但是你仍然決定要製作某種形式的阿格里帕火星薰香。

所以你在《康寧罕的魔法藥草百科全書》裡查閱了阿魏屬植物，發現常見的印度香料阿魏，就是阿魏屬的一個種類。阿魏也列在第十九章裡的火星列表中。成功了！但是你知道，阿魏的氣味太過濃重，只要用一小撮就足夠了。

兩種嚏根草根。「兩種」指的可能是聖誕玫瑰（黑嚏根草）和白嚏根草，是好幾種不同植物的俗稱。

這個配方裡含有這種成分，也許只是因為它有毒。它在今天是無法買到的，但是會把它用在薰香裡的魔法師也不夠聰明。你能用什麼來替代呢？查閱火星列表。

異株蕁麻如何？當然，它沒有毒，而且任何碰觸過異株蕁麻的人都知道它

有刺。這樣的象徵讓它很適合用於奉獻給「好爭鬥」的火星薰香，所以，就是異株蕁麻了。

天然磁石。也許你屋子裡就有幾顆天然磁石，在傳統上，普遍認為它的管理者是火星或金星，所以它適合列在這裡。如果你沒有磁石，只要把一顆小的人工磁鐵放入成品中就好了。讓它放置一到兩週，然後在使用薰香前拿掉。這會讓薰香吸引到火星的力量。

那硫磺呢？沒問題，它很容易取得。如果你沒有的話，何不用一撮東北石松或其他種類的常見原始植物取代？為什麼要用這種植物？它由於會爆裂的特性，俗名之一就叫做「植物硫磺」。如果你找不到東北石松，那麼你已經採用的阿魏也可以取代硫磺。

最後是沒藥。如果你有的話，就把它加到配方裡。如果沒有，用松木焦油脂或龍血取代。

那麼，以下就是原始配方和修改後配方的對照表：

阿格里帕火星薰香	新火星薰香
大戟	菸草
芳香樹膠	柯巴脂／松脂／龍血
氨樹膠	阿魏
兩種嚏根草根	異株蕁麻
天然磁石	天然磁石／磁鐵
硫磺	硫磺／東北石松／阿魏
沒藥	沒藥／松脂／龍血
貓腦或蝙蝠血	省略或蛋白

好了！你有一個類似於十七世紀配方的全新火星薰香，它是一個修改版本，也是一個更簡單的配方。而且你已經成功地替換了每一個怪異或是找不到的成分。

如果你真的要做這種薰香，最好多用幾份沒藥（或松脂／龍血）和柯巴脂，並且使用微量的菸草、異株蕁麻和硫磺。一丁點的阿魏——相信我——就足夠了。你也可以添加一顆蛋的蛋白，但如果你不是要混製可燃薰香，可以省略它。

　　哇喔！那真是一個魔法替代品的好範例。也許你不會常常遇到這麼麻煩的配方，但如果會的話，你知道該怎麼做。

　　魔法替代品並不危險（還記得阿拉伯的炎熱沙漠嗎？）、**不違背一切的魔法傳統，也不會讓你的藥草混合物失去力量，只要你有遵循基本規則。**

　　別排斥替代品，試著使用替代品，並享受其中的樂趣。它是魔法藥草學裡一個必須且重要的層面。

19

魔法替代品列表

特定的替代品

　　為了提升本書的實用性，我設計出這個包含數種常見和不常見藥草的特定替代品列表。當你在做藥草混合物但缺少某種材料的時候，可以拿來參考，也可參考之後的其他列表。

　　這裡有一些額外的說明：

- 可以放心地用迷迭香取代任何藥草。
- 玫瑰可以取任何花朵。
- 乳香或柯巴脂可以取代任何樹膠、樹脂。
- 菸草可以取代任何有毒的藥草。

　　至於其他的替代方案（尤其是精油），請參考第四章。

　　除非有特別註明，否則所有列表指的都是植物原料，不是精油。

原材料	替代品
阿拉伯樹膠	金合歡膠
歐洲烏頭	菸草

原材料	替代品
金合歡膠	乳香、薰陸香、紫雲英樹膠（用來黏著潮溼的成分，不能用於薰香。）
氨樹膠	阿魏
阿魏	菸草、纈草
基列香膏	玫瑰花苞、薰陸香
芳香樹膠	柯巴脂、松脂、龍血
顛茄葉	菸草
安息香	金合歡膠、薰陸香
卡加那	歐白芷根
樟腦精油	尤加利精油、薰衣草精油
康乃馨	塗抹幾滴丁香精油的玫瑰花瓣
桂皮	肉桂（在美國販售的肉桂，實際上是較便宜的桂皮。）
蓖麻籽	幾滴蓖麻精油
雪松	檀香
委陵菜	三葉草、車軸草
香櫞	等量的橙皮和檸檬皮
丁香	肉荳蔻皮、肉荳蔻果仁
三葉草	委陵菜
柯巴脂	乳香、雪松
毒芹	菸草
絲柏	杜松、松針
鹿舌草	零陵香豆（不能內服）、香豬殃殃、香草
克里特白蘚	薰陸香
龍血	等量的乳香和紫檀香
尤加利精油	樟腦精油、薰衣草精油

原材料	替代品
大戟	菸草
乳香	柯肥脂、松脂
高良薑	薑根
天堂籽	黑胡椒
氨樹膠	阿魏
芳香樹膠	柯巴脂、松脂、龍血
聖誕玫瑰	菸草、異株蕁麻
毒參	菸草
大麻	肉荳蔻果仁、透納樹葉、八角、月桂
天仙子	菸草
牛膝草	薰衣草
常春藤	委陵菜
茉莉	玫瑰
杜松	松樹
薰衣草	玫瑰
檸檬香茅	檸檬皮
檸檬皮	檸檬香茅
檸檬馬鞭草	檸檬香茅、檸檬皮
肉荳蔻皮	肉荳蔻果仁
曼德拉草	菸草
薰陸香	金合歡膠、乳香
薄荷（任何種類）	鼠尾草
槲寄生	薄荷、鼠尾草
艾草	苦艾

原材料	替代品
橙花精油	甜橙精油
茄屬植物	菸草
肉荳蔻果仁	肉荳蔻皮、肉桂
橡木苔	廣藿香
橙	橘皮
橙花	橙皮
廣藿香	橡木苔
胡椒薄荷	綠薄荷
胡椒草	芸香、天堂籽、黑胡椒
松樹	杜松
松脂	乳香、柯巴脂
紫檀	混合一撮龍血的檀香
玫瑰	西洋蓍草
玫瑰天竺葵	玫瑰
芸香	混合一撮黑胡椒的迷迭香
番紅花	橙皮
檀香	雪松
菝葜	檫木
檫木	菝葜
綠薄荷	胡椒薄荷
硫磺	菸草、東北石松、阿魏
百里香	迷迭香
菸草	月桂
零陵香豆	鹿舌草、香豬殃殃、香草豆

原材料	替代品
車軸草	委陵菜
纈草	阿魏
香草	香豬殃殃、鹿舌草、零陵香豆
岩蘭草	菖蒲
歐洲烏頭	菸草
沉香	灑上龍涎香精油的檀香
苦艾	艾草
西洋蓍草	玫瑰
紅豆杉	菸草

魔　法　目　標

　　這裡並未列出所有的魔法目標，若有找不到的項目，請參見後面的行星列表和基礎列表。在製作你的藥草混合物或使用替代品時，使用這些列表。

列表中的關鍵字

　　H＝藥草、樹膠、花、樹皮、根、葉、果實、種籽（統稱「植物原料」）

　　O＝精油／原精

　　B＝特調精油

　　S＝合成品

　　（編註：原書以英文代碼呈現，為方便讀者辨識，改為中文名稱。）

		植物原料	精油／原精	特調精油	合成品
靈魂出竅	安息香	◎	◎		
	克里特白蘚	◎			
	肉桂	◎	◎		

		植物原料	精油／原精	特調精油	合成品
靈魂出竅	茉莉	◎	◎		
	白楊	◎			
	檀香	◎	◎		
勇氣	多香果	◎			
	黑胡椒	◎	◎		
	龍血	◎			
	乳香	◎	◎		
	玫瑰天竺葵	◎	◎		
	香豌豆	◎		◎	
	零陵香豆	◎		◎	
	百里香	◎			
占卜	大茴香	◎			
	樟腦	◎	◎		
	丁香	◎	◎		
	木槿	◎			
	旋果蚊子草	◎			
	甜橙	◎	◎		
	鳶尾根	◎			
驅邪	歐白芷	◎			
	羅勒	◎	◎		
	丁香	◎	◎		
	柯巴脂	◎			
	孜然	◎			
	龍血	◎			
	乳香	◎	◎		

		植物原料	精油／原精	特調精油	合成品
驅邪	球果紫菫	◎			
	大蒜	◎			
	天芥菜	◎			
	歐夏至草	◎			
	杜松	◎	◎		
	紫丁香	◎			
	錦葵	◎			
	槲寄生	◎			
	沒藥	◎	◎		
	胡椒、卡宴辣椒	◎			
	胡椒薄荷	◎	◎		
	松樹	◎	◎		
	迷迭香	◎	◎		
	鼠尾草	◎			
	檀香	◎	◎		
	金魚草	◎			
	薊	◎			
	岩蘭草	◎	◎		
	西洋蓍草	◎	◎		
快樂	蘋果花	◎			
	貓薄荷	◎			
	風信子	◎			
	薰衣草	◎	◎		
	黑角蘭	◎			

		植物原料	精油／原精	特調精油	合成品
快樂	旋果蚊子草	◎			
	芝麻	◎			
	番紅花	◎			
	聖約翰草	◎			
療癒、健康	多香果	◎			
	歐白芷	◎			
	月桂	◎	◎		
	菖蒲	◎			
	康乃馨	◎			
	雪松	◎	◎		
	肉桂	◎	◎		
	香櫞	◎			
	芫荽	◎	◎		
	尤加利	◎	◎		
	茴香	◎			
	梔子花	◎			
	天芥菜	◎			
	忍冬	◎			
	杜松	◎	◎		
	檸檬香蜂草	◎	◎		
	萊姆	◎	◎		
	艾草	◎			
	坎塊草		◎		
	卡宴辣椒	◎			
	胡椒薄荷	◎	◎		

		植物原料	精油／原精	特調精油	合成品
療癒、健康	松樹	◎	◎		
	罌粟籽	◎			
	玫瑰	◎	◎		
	迷迭香	◎	◎		
	番紅花	◎			
	檀香	◎	◎		
	檫樹	◎			
	綠薄荷	◎	◎		
	美洲楤木	◎			
	百里香	◎			
	香菫菜	◎			
	柳樹	◎			
	白珠樹	◎			
	北美聖草	◎			
戀情	蘋果花	◎		◎	
	杏桃		◎ （無氣味）		
	羅勒	◎	◎		
	洋甘菊	◎	◎		
	貓薄荷	◎			
	繁縷	◎			
	肉桂	◎	◎		
	麝貓香				◎
	丁香	◎	◎		
	柯巴脂	◎			

		植物原料	精油／原精	特調精油	合成品
戀情	芫荽	◎	◎		
	孜然	◎			
	蒔蘿	◎			
	龍血	◎			
	梔子花	◎			
	玫瑰天竺葵	◎	◎		
	薑	◎	◎		
	木槿	◎			
	茉莉	◎	◎		
	杜松	◎	◎		
	薰衣草	◎	◎		
	檸檬	◎	◎		
	檸檬香蜂草	◎	◎		
	檸檬馬鞭草	◎	◎		
	萊姆	◎	◎		
	蓮花			◎	
	馬鬱蘭	◎			
	薰陸香	◎			
	銀葉合歡	◎			
	香桃木	◎			
	橙花		◎		
	甜橙	◎	◎		
	蘭花	◎			
	鳶尾根	◎			
	玫瑰草		◎		

		植物原料	精油／原精	特調精油	合成品
戀情	胡椒薄荷	◎	◎		
	緬梔花	◎			
	玫瑰	◎	◎		
	迷迭香	◎	◎		
	菝葜	◎			
	非洲茉莉	◎			
	香豌豆			◎	
	百里香	◎			
	零陵香豆	◎		◎	
	晚香玉	◎		◎	
	香草	◎			
	馬鞭草	◎			
	岩蘭草	◎	◎		
	香堇菜	◎			
	西洋蓍草	◎	◎		
	依蘭		◎		
運氣	多香果	◎			
	菖蒲	◎			
	蕨類	◎			
	天堂籽	◎			
	榛樹	◎			
	帚石楠	◎			
	鹿角菜	◎			
	肉荳蔻果仁	◎	◎		
	甜橙	◎	◎		

		植物原料	精油／原精	特調精油	合成品
運氣	罌粟籽	◎			
	玫瑰	◎	◎		
	美洲楤木	◎			
	八角	◎			
	零陵香豆	◎		◎	
	岩蘭草	◎	◎		
	香菫菜	◎			
情慾	龍涎香				◎
	葛縷子	◎			
	肉桂	◎	◎		
	麝貓香				◎
	丁香	◎	◎		
	鹿舌草	◎			
	薑	◎	◎		
	參	◎			
	天堂籽	◎			
	木槿	◎			
	檸檬香茅	◎	◎		
	異株蕁麻	◎			
	橄欖樹	◎	◎		
	香芹	◎			
	廣藿香	◎	◎		
	胡椒薄荷	◎	◎		
	迷迭香	◎	◎		
	番紅花	◎			

		植物原料	精油／原精	特調精油	合成品
情慾	芝麻	◎			
	非洲茉莉	◎			
	晚香玉	◎	◎		
	香草	◎			
	巴拉圭冬青（Yerba Mate）	◎			
招財和財富	多香果	◎			
	杏仁	◎			
	羅勒	◎	◎		
	檸檬薄荷	◎		◎	
	菖蒲	◎			
	洋甘菊	◎	◎		
	雪松	◎	◎		
	肉桂	◎	◎		
	委陵菜	◎			
	丁香	◎	◎		
	三葉草	◎			
	蒔蘿	◎			
	接骨木	◎			
	高良薑	◎			
	薑	◎	◎		
	天芥菜	◎			
	忍冬	◎			
	牛膝草	◎			

		植物原料	精油／原精	特調精油	合成品
招財和財富	茉莉	◎	◎		
	香桃木	◎			
	肉荳蔻果仁	◎	◎		
	橡木苔	◎		◎	
	甜橙	◎	◎		
	廣藿香	◎	◎		
	胡椒薄荷	◎	◎		
	松樹	◎	◎		
	鼠尾草	◎			
	檫樹	◎			
	零陵香豆	◎		◎	
	馬鞭草	◎			
	岩蘭草	◎	◎		
	沉香	◎	◎		
	香豬殃殃	◎			
平靜	孜然	◎			
	梔子花	◎		◎	
	薰衣草	◎	◎		
	紫丁香	◎			
	洋玉蘭			◎	
	旋果蚊子草	◎			
	水仙	◎			
	普列薄荷	◎			
	晚香玉	◎		◎	
	香菫菜	◎			

		植物原料	精油／原精	特調精油	合成品
力量、魔法	多香果	◎			
	康乃馨	◎			
	龍血	◎			
	薑	◎	◎		
	薰陸香	◎			
	柑橘	◎	◎		
	香草	◎			
預言（通靈）夢境	樟腦	◎	◎		
	委陵菜	◎			
	天芥菜	◎			
	茉莉	◎	◎		
	金盞花	◎			
	銀葉合歡	◎			
	玫瑰	◎	◎		
保護	歐白芷	◎			
	大茴香	◎	◎		
	金合歡膠	◎			
	阿魏	◎			
	基列香膏	◎			
	羅勒	◎	◎		
	月桂	◎	◎		
	檸檬薄荷	◎		◎	
	黑胡椒	◎	◎		
	菖蒲	◎			
	葛縷子	◎			

		植物原料	精油／原精	特調精油	合成品
保護	康乃馨	◎			
	雪松	◎	◎		
	肉桂	◎	◎		
	委陵菜	◎			
	丁香	◎	◎		
	三葉草	◎			
	柯巴脂	◎			
	孜然	◎			
	絲柏	◎	◎		
	蒔蘿	◎			
	龍血	◎			
	尤加利	◎	◎		
	茴香	◎			
	蕨類	◎			
	亞麻	◎			
	乳香	◎	◎		
	高良薑	◎			
	玫瑰天竺葵	◎	◎		
	帚石楠	◎			
	忍冬	◎			
	風信子	◎			
	牛膝草	◎			
	杜松	◎	◎		
	薰衣草	◎	◎		
	紫丁香	◎			

		植物原料	精油／原精	特調精油	合成品
保護	萊姆	◎	◎		
	蓮花			◎	
	曼德拉草	◎			
	金盞花	◎			
	銀葉合歡	◎			
	槲寄生	◎			
	艾草	◎			
	沒藥	◎	◎		
	綠花白千層		◎		
	鳶尾根	◎			
	廣藿香	◎	◎		
	普列薄荷	◎			
	芍藥	◎			
	胡椒薄荷	◎	◎		
	橙花葉		◎		
	松樹	◎	◎		
	玫瑰	◎	◎		
	玫瑰天竺葵	◎	◎		
	芸香	◎			
	鼠尾草	◎			
	檀香	◎	◎		
	薊	◎			
	纈草	◎			
	馬鞭草	◎			
	岩蘭草	◎	◎		

		植物原料	精油／原精	特調精油	合成品
保護	香菫菜	◎			
	沉香	◎			
	香豬殃殃	◎			
	苦艾	◎			
通靈意識	阿拉伯樹膠	◎			
	大茴香	◎			
	月桂	◎	◎		
	樟腦	◎	◎		
	桂皮	◎	◎		
	肉桂	◎	◎		
	香櫞	◎			
	丁香	◎	◎		
	亞麻	◎			
	高良薑	◎			
	梔子花	◎			
	天芥菜	◎			
	忍冬	◎			
	檸檬香茅	◎	◎		
	紫丁香	◎			
	肉荳蔻皮	◎	◎		
	金盞花	◎			
	薰陸香	◎			
	艾草	◎			
	肉荳蔻果仁	◎	◎		
	甜橙	◎	◎		

		植物原料	精油／原精	特調精油	合成品
通靈意識	鳶尾根	◎			
	胡椒薄荷	◎	◎		
	玫瑰	◎	◎		
	番紅花	◎			
	八角	◎			
	百里香	◎			
	晚香玉	◎		◎	
	苦艾	◎			
	西洋蓍草	◎	◎		
淨化	大茴香	◎			
	金合歡膠	◎			
	月桂	◎	◎		
	安息香	◎	◎		
	菖蒲	◎			
	洋甘菊	◎	◎		
	樟腦	◎	◎		
	雪松	◎	◎		
	肉桂	◎	◎		
	柯巴脂	◎			
	尤加利	◎	◎		
	茴香	◎			
	乳香	◎	◎		
	牛膝草	◎			
	薰衣草	◎	◎		
	檸檬	◎	◎		

靈性		植物原料	精油／原精	特調精油	合成品
淨化	檸檬馬鞭草	◎	◎		
	萊姆	◎	◎		
	銀葉合歡	◎			
	麝香				◎
	沒藥	◎	◎		
	香芹	◎			
	胡椒薄荷	◎			
	松樹	◎	◎		
	迷迭香	◎	◎		
	檀香	◎	◎		
	百里香	◎			
	菸草	◎			
	纈草	◎			
	馬鞭草	◎			
靈性	金合歡膠	◎			
	桂皮	◎	◎		
	肉桂	◎	◎		
	柯巴脂	◎			
	乳香	◎	◎		
	梔子花	◎			
	天芥菜	◎			
	茉莉	◎	◎		
	蓮花			◎	
	沒藥	◎	◎		
	松樹	◎	◎		

		植物原料	精油／原精	特調精油	合成品
靈性	鼠尾草	◎			
	檀香	◎	◎		
	紫藤	◎			
	沉香	◎			

───── 行 星 替 代 品 ─────

當你要製作行星混合物或需要替代品時，就是使用這些列表的時機。請注意，所有這類東西都是有討論空間的。隨著新資訊的出現，以及我對植物特質和行星特質的新見解，我可能隨時更換它們。從廣義上來說，所有項目在儀式上都有合宜性。有些藥草會適用於多個行星的魔法製品。

太陽

這類配方用於促進療癒、保護、成功、啟發、魔法力量、身體能量，以及終結官司。

	植物原料	精油／原精	特調精油	合成品
阿拉伯膠樹	◎			
金合歡膠	◎			
月桂	◎	◎		
安息香	◎	◎		
康乃馨	◎			
雪松	◎	◎		
肉桂	◎	◎		
香櫞	◎			
柯巴脂	◎			

	植物原料	精油／原精	特調精油	合成品
乳香	◎	◎		
杜松	◎	◎		
薰陸香	◎			
槲寄生	◎			
橡樹	◎			
甜橙	◎	◎		
迷迭香	◎	◎		
檀香	◎	◎		
柑橘	◎	◎		
沉香	◎			

月亮

　　這類配方用於促進睡眠、預言（通靈）夢境、通靈意識、園藝、戀情、療癒、繁殖力、平靜、憐憫、靈性。也適合與家庭有關的藥草混合物。

	植物原料	精油／原精	特調精油	合成品
菖蒲	◎			
樟腦	◎	◎		
椰子	◎			
梔子花	◎			
葡萄	◎			
茉莉	◎	◎		
檸檬	◎	◎		
檸檬香蜂草	◎	◎		
蓮花			◎	
沒藥	◎	◎		

	植物原料	精油／原精	特調精油	合成品
罌粟籽	◎			
檀香	◎	◎		
柳樹	◎			

水星

　　這類配方用於促進才智、口才、占卜、讀書、自我改善，有助於克服癮頭、破除壞習慣，適用於旅行、溝通、智慧。

	植物原料	精油／原精	特調精油	合成品
杏仁	◎			
檸檬薄荷	◎		◎	
葛縷子	◎			
蒔蘿	◎			
茴香	◎			
薰衣草	◎	◎		
檸檬香茅	◎	◎		
檸檬馬鞭草	◎	◎		
胡椒薄荷	◎	◎		
百里香	◎			

金星

　　這類配方用於促進戀情、忠貞、和解、交流、美麗、青春、歡樂、快樂、愉悅、幸運、友誼、憐憫和冥想。

	植物原料	精油／原精	特調精油	合成品
蘋果花	◎			
小荳蔻	◎	◎		

	植物原料	精油／原精	特調精油	合成品
荷蘭番紅花	◎			
雛菊	◎			
玫瑰天竺葵	◎	◎		
帚石楠	◎			
風信子	◎			
鳶尾花	◎			
甘草	◎			
紫丁香	◎			
洋玉蘭	◎		◎	
香桃木	◎			
蘭花	◎			
鳶尾根	◎			
緬梔花	◎			
玫瑰	◎	◎		
胡椒薄荷	◎	◎		
非洲茉莉	◎			
香豌豆			◎	
菊蒿	◎			
百里香	◎			
零陵香豆	◎		◎	
晚香玉	◎			
香草	◎			
香菫菜	◎			
柳樹	◎			
依蘭		◎		

火星

這類配方用於促進勇氣、侵略、術後療癒、力氣、權術、性能量、驅邪、保護和防禦魔法。

	植物原料	精油／原精	特調精油	合成品
多香果	◎			
阿魏	◎			
羅勒	◎	◎		
金雀花	◎			
芫荽	◎	◎		
孜然	◎			
鹿舌草	◎			
龍血	◎			
高良薑	◎			
薑	◎	◎		
異株蕁麻	◎			
胡椒薄荷	◎	◎		
松樹	◎	◎		
菸草	◎			
香豬殃殃	◎			
苦艾	◎			

木星

這類配方用於促進靈性、冥想、招財、財富，以及解決法律問題。

	植物原料	精油／原精	特調精油	合成品
大茴香	◎			
委陵菜	◎			

	植物原料	精油／原精	特調精油	合成品
丁香	◎	◎		
忍冬	◎			
牛膝草	◎			
槭樹	◎			
肉荳蔻果仁	◎	◎		
橡木苔	◎		◎	
鼠尾草	◎			
菝葜	◎			
檫樹	◎			
八角	◎			
朱蕉	◎			

土星

這類配方用於促進保護、淨化、長壽、驅邪、願景和結束，尤其是與居家有關的事情。

	植物原料	精油／原精	特調精油	合成品
千穗谷	◎			
拳參	◎			
聚合草	◎			
絲柏	◎	◎		
銀葉合歡	◎			
三色堇	◎			
廣藿香	◎	◎		
檉柳	◎			

元素替代品

在列出與每個元素有關的藥草之前，我們先大略看一下這些元素。

四大元素（土、風、火、水）是宇宙間的基本成分。所有存在之物（或是有可能存在的）都由這些元素的其中一種或一種以上的能量組合而成。

天然的元素最容易從外表馬上辨認出來。一把泥土代表土元素，在微風中飄動的雲代表風元素，火焰代表火元素，湖代表水元素。不過，元素不只是實質的物體，也是萬物（無論可見或不可見的）背後的能量。

許多植物都有相對應的元素，而每種元素都與特定的魔法目標有關，如後文所示。在燃燒風元素薰香或塗抹火元素精油的時候，我們就是在把該元素的能量直接導向魔法目標。

若要達到最佳的效果，在使用某元素的藥草產品前，要先與該元素調和。在燃燒火元素薰香時，去感覺火的炙熱；在做水元素浴的時候，去感應淨化的流動能量；把風元素精油塗抹在你身上時，想像有一陣風；在使用土元素藥草混合物時，去嗅嗅泥土的潮溼氣味。

元素魔法是最容易掌握的魔法之一，因為元素就在我們周遭。

這些列表適用於你製作元素的藥草混合物、創造自己的配方，或使用替代品的時候。

土元素

這類配方用於促進平靜、繁殖力、招財、事業成功、穩定、成長（及栽培方面）、工作等。

	植物原料	精油／原精	特調精油	合成品
拳參	◎			
絲柏	◎	◎		
蕨類	◎			
忍冬	◎			
歐夏至草	◎			
洋玉蘭	◎		◎	

	植物原料	精油／原精	特調精油	合成品
艾草	◎			
水仙	◎			
橡木苔	◎		◎	
廣藿香	◎	◎		
歐洲報春花	◎			
大黃	◎			
馬鞭草	◎			
岩蘭草	◎	◎		

風元素

這類配方用於促進溝通、旅遊、才智、口才、占卜、自由和智慧。

	植物原料	精油／原精	特調精油	合成品
阿拉伯膠樹	◎			
金合歡膠	◎			
杏仁	◎			
大茴香	◎			
安息香	◎	◎		
佛手柑	◎	◎		
香櫞	◎			
薰衣草	◎	◎		
檸檬香茅	◎	◎		
檸檬馬鞭草	◎	◎		
肉荳蔻皮	◎	◎		
馬鬱蘭	◎			

	植物原料	精油／原精	特調精油	合成品
薰陸香	◎			
香芹	◎			
胡椒薄荷	◎	◎		
鼠尾草	◎			
八角	◎			

火元素

　　這類配方適用於促進溝通、防禦魔法、體力、魔法力量、勇氣、意志力、淨化。

	植物原料	精油／原精	特調精油	合成品
多香果	◎			
歐白芷	◎			
阿魏	◎			
羅勒	◎	◎		
月桂	◎	◎		
康乃馨	◎			
雪松	◎	◎		
肉桂	◎	◎		
丁香	◎	◎		
柯巴脂	◎			
芫荽	◎	◎		
鹿舌草	◎			
蒔蘿	◎			
龍血	◎			
茴香	◎			

	植物原料	精油／原精	特調精油	合成品
乳香	◎	◎		
高良薑	◎	◎		
大蒜	◎			
天堂籽	◎			
天芥菜	◎			
杜松	◎	◎		
萊姆	◎	◎		
金盞花	◎			
肉荳蔻果仁	◎	◎		
甜橙	◎	◎		
胡椒薄荷	◎	◎		
迷迭香	◎	◎		
玫瑰天竺葵	◎	◎		
檫樹	◎			
柑橘	◎	◎		
菸草	◎			
香豬殃殃	◎			

水元素

　　這類配方用於促進戀情、療癒、平靜、憐憫、和解、淨化、友誼、解壓、睡眠、夢境和通靈。

	植物原料	精油／原精	特調精油	合成品
蘋果花	◎			
檸檬香蜂草	◎	◎		
菖蒲	◎			

	植物原料	精油／原精	特調精油	合成品
洋甘菊	◎	◎		
樟腦	◎	◎		
小荳蔻	◎	◎		
貓薄荷	◎			
櫻桃	◎			
椰子	◎			
聚合草	◎			
接骨木	◎			
尤加利	◎	◎		
梔子花	◎			
帚石楠	◎			
風信子	◎			
鳶尾花	◎			
茉莉	◎	◎		
檸檬	◎	◎		
甘草	◎			
紫丁香	◎			
百合	◎			
蓮花			◎	
沒藥	◎	◎		
蘭花	◎			
鳶尾根	◎			
西番蓮	◎			
桃子	◎			
緬梔花	◎			

	植物原料	精油／原精	特調精油	合成品
玫瑰	◎	◎		
檀香	◎	◎		
綠薄荷	◎	◎		
非洲茉莉	◎			
香豌豆			◎	
菊蒿	◎			
百里香	◎			
零陵香豆	◎		◎	
香草	◎			
香堇菜	◎			
依蘭		◎		

星 座 替 代 品

在創造你自己的藥草混合物或使用替代品時，使用這些列表。當你需要替代品，但又找不到這些藥草的時候，可以查閱掌管該星座的行星，以得到進一步的建議。

白羊座（由火星掌管）

	植物原料	精油／原精	特調精油	合成品
多香果	◎			
康乃馨	◎			
雪松	◎	◎		
肉桂	◎	◎		

	植物原料	精油／原精	特調精油	合成品
丁香	◎	◎		
柯巴脂	◎			
孜然	◎			
鹿舌草	◎			
龍血	◎			
茴香	◎			
乳香	◎	◎		
高良薑	◎			
杜松	◎	◎		
麝香				◎
胡椒薄荷	◎	◎		
松樹	◎	◎		

金牛座（由金星掌管）

	植物原料	精油／原精	特調精油	合成品
蘋果花	◎			
小荳蔻	◎	◎		
雛菊	◎			
忍冬	◎			
紫丁香	◎			
洋玉蘭	◎		◎	
橡木苔	◎		◎	
蘭花	◎			
廣藿香	◎	◎		

	植物原料	精油／原精	特調精油	合成品
緬梔花	◎			
玫瑰	◎	◎		
百里香	◎			
零陵香豆	◎		◎	
香草	◎			
香菫菜	◎			

雙子座（由水星掌管）

	植物原料	精油／原精	特調精油	合成品
杏仁	◎			
大茴香	◎			
檸檬薄荷	◎		◎	
香櫞	◎			
三葉草	◎			
蒔蘿	◎			
歐夏至草	◎			
薰衣草	◎	◎		
檸檬香茅	◎	◎		
百合	◎			
肉荳蔻皮	◎	◎		
薰陸香	◎			
香芹	◎			
胡椒薄荷	◎	◎		

巨蟹座（月亮之子；由月亮掌管）

	植物原料	精油／原精	特調精油	合成品
龍涎香				◎
菖蒲	◎			
尤加利	◎	◎		
梔子花	◎		◎	
茉莉	◎	◎		
檸檬	◎	◎		
檸檬香蜂草	◎	◎		
紫丁香	◎			
蓮花			◎	
沒藥	◎	◎		
玫瑰	◎	◎		
檀香	◎	◎		
香菫菜	◎			

獅子座（由太陽掌管）

	植物原料	精油／原精	特調精油	合成品
阿拉伯膠樹	◎			
安息香	◎	◎		
肉桂	◎	◎		
柯巴脂	◎			
乳香	◎	◎		
天芥菜	◎			
杜松	◎	◎		
麝香				◎

	植物原料	精油／原精	特調精油	合成品
肉荳蔻	◎	◎		
甜橙	◎	◎		
迷迭香	◎	◎		
檀香	◎	◎		

處女座（由水星掌管）

	植物原料	精油／原精	特調精油	合成品
杏仁	◎			
檸檬薄荷	◎		◎	
絲柏	◎	◎		
蒔蘿	◎			
茴香	◎			
忍冬	◎			
薰衣草	◎	◎		
百合	◎	◎		
肉荳蔻皮	◎	◎		
苔蘚	◎			
廣藿香	◎	◎		
胡椒薄荷	◎	◎		

天秤座（由金星掌管）

	植物原料	精油／原精	特調精油	合成品
蘋果花	◎			
貓薄荷	◎			

	植物原料	精油／原精	特調精油	合成品
紫丁香	◎			
洋玉蘭	◎		◎	
馬鬱蘭	◎			
艾草	◎			
蘭花	◎			
緬梔花	◎			
玫瑰	◎	◎		
綠薄荷	◎	◎		
香豌豆			◎	
百里香	◎			
香草	◎			
香堇菜	◎			

天蠍座（由火星、冥王星掌管）

	植物原料	精油／原精	特調精油	合成品
多香果	◎			
龍涎香				◎
羅勒	◎	◎		
丁香	◎	◎		
孜然	◎			
鹿舌草	◎			
高良薑	◎			
梔子花	◎			
薑	◎	◎		

	植物原料	精油／原精	特調精油	合成品
沒藥	◎	◎		
松樹	◎	◎		
香草	◎			
香菫菜	◎			

射手座（由木星掌管）

	植物原料	精油／原精	特調精油	合成品
大茴香	◎			
康乃馨	◎			
雪松	◎	◎		
丁香	◎	◎		
柯巴脂	◎			
鹿舌草	◎			
龍血	◎			
乳香	◎	◎		
薑	◎	◎		
忍冬	◎			
杜松	◎	◎		
肉荳蔻	◎	◎		
甜橙	◎	◎		
玫瑰	◎	◎		
鼠尾草	◎			
檫樹	◎			
八角	◎			

魔羯座（由土星掌管）

	植物原料	精油／原精	特調精油	合成品
絲柏	◎	◎		
忍冬	◎			
洋玉蘭	◎		◎	
銀葉合歡	◎			
橡木苔	◎		◎	
廣藿香	◎	◎		
馬鞭草	◎			
岩蘭草	◎	◎		

水瓶座（由土星和天王星掌管）

	植物原料	精油／原精	特調精油	合成品
阿拉伯膠樹	◎			
杏仁	◎			
安息香	◎	◎		
香櫞	◎			
絲柏	◎	◎		
薰衣草	◎	◎		
肉豆蔻皮	◎	◎		
薰陸香	◎			
銀葉合歡	◎			
廣藿香	◎	◎		
胡椒薄荷	◎	◎		
松樹	◎	◎		

雙魚座（由木星和海王星掌管）

	植物原料	精油／原精	特調精油	合成品
大茴香	◎			
菖蒲	◎			
貓薄荷	◎			
丁香	◎	◎		
尤加利	◎	◎		
梔子花	◎			
忍冬	◎	◎		
茉莉	◎	◎		
檸檬	◎	◎		
銀葉合歡	◎			
肉荳蔻果仁	◎	◎		
鳶尾根	◎			
鼠尾草	◎			
檀香	◎	◎		
菝葜	◎	◎		
八角	◎			
香豌豆			◎	

附　錄

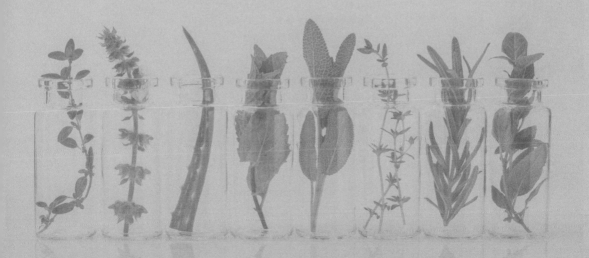

附錄 1：詞彙表

這些定義有許多只限於魔法、魔法藥草醫學和香水調製術。很自然的，這些都是根據我個人的推論和經驗所給的定義。像 Luck, Good（好運）就是一個基本的例子。

出現於各說明段落中以**底線粗體字**標示的詞彙，亦是條列於本詞彙表中的另一個詞彙。

阿卡夏（Akasha）：第五元素，遍及於宇宙中無所不在的精神力量，是四大元素的能量來源。

護身符（Amulet）：受到**授能**（p.250）的東西，目的在使某種特殊（通常是負面）的能量轉向。一般說來，是一種保護性的東西。參見**幸運符**（p.254）。

鎮慾劑（Anaphrodisiac）：一種能夠抑制性慾的物質，例如樟腦。

催情劑（Aphrodisiac）：一種刺激性慾的物質。

灑淨器（Asperger）：在進行**儀式**（p.253）時用來灑聖水的一束新鮮藥草或一個有孔洞的物件，以達到淨化的目的。

靈魂出竅（Astral Projection）：一種將意識與肉體分開的行為，而且意識可以隨意遊走。

災禍／有害的（Bane, Baneful）：摧毀生命的東西，有害、具毀滅性、邪惡、危險。

驅逐（Banish）：將邪惡或負面的東西趕走的魔法行為，具有強大的淨化作

用，有時與驅趕「邪靈」有關。

朔火節／立夏（Beltane）：威卡教的一個節日，在四月三十日或五月一日。朔火節（立夏）是為了慶祝男神與女神（威卡教神祇）象徵性的結合，在此節日之後就要迎接夏季的到來。

特調精油（Bouquet）：在香水調製術裡，它是由幾種天然或合成香氣調和產生的特殊氣味，例如玫瑰香或茉莉香。也叫做複合或調配精油。

藥水（Brew）：參見**泡製**（p.251）。

香爐（Censer）：一種耐熱的容器，用來燻燒焚香；薰香爐；象徵風元素。

魔法圈（Circle, Magic）：由**個人力量**（p.253）建構而成的一個範圍，威卡儀式通常在此範圍裡舉行。這一詞彙指的是能夠穿透地面的圓圈，因為它能從自己開始向上和向下延伸。它透過**觀想**（p.254）和**魔法**（p.252）而被創造。

可燃薰香（Combustible Incense）：含有硝酸鉀的可自燃薰香，通常製成錐形、塊狀或棍形的形式。

意識心智（Conscious Mind）：我們的意識中具分析性、根據事實、具理性的那一半。當我們計算稅金、建構理論或絞盡腦汁時所運用的智力。參見**通靈心智**（p.253）。

聖化（Consecration）：一種神聖化或淨化**儀式**（p.253）；奉獻儀式。

詛咒（Curse）：蓄意將負面能量導向一個人、地方或東西的行為。

占卜（Divination）：透過雲、塔羅牌、火焰、煙霧等工具，來解讀隨機的圖案或符號，以發現未知事件的魔法技藝。占卜是透過儀式和觀察，或透過操作工具，而使意識心智變得薄弱、迷糊，藉此來聯繫通靈心智。對於能夠輕易

與通靈心智溝通的人來說，占卜不是必要的，儘管他們仍可能進行占卜。

四大元素（Elements）：土、風、火和水，此四者為宇宙的構材。存在的（或者有可能存在的）一切事物，都含有一個以上的這些能量。它們是在我們體內不停運作的元素，同時也在世界上「逍遙」。它們可以透過**魔法**（p.252）來引發變化。此四大元素源自原始要素或力量——**阿卡夏**（p.248）。

授能（Empower, Empowering）：使個人能量流入藥草、石頭或其他物體裡的一種行為，被授能的物體之後便可用於**魔法**（p.252）中。在**藥草魔法**（p.251）裡，透過授能的動作，能夠校準藥草的內在能量向魔法目標看齊。

萃香法（Enfleurage）：原文是與香水調製術相關的法文術語，指的是以純淨的脂質萃取花草精油的過程，也叫做脂萃法。

滿月慶典（Esbat）：按月亮運行而訂的威卡節日，通常慶祝於滿月之時。

召喚（Evocation）：召喚靈魂或其他非物質的東西降臨，有可能是可見的，也有可能是不可見的。參見**召請**（p.251）。

驅邪（Exorcism）：在傳統上的意義是驅趕負面事物的魔法程序。在**藥草魔法**（p.251）中，它代表的是一種強大的淨化作用。

魔法書（Grimoire）：包含儀式資訊、配方、以自然物件做為魔法道具，以及儀式用品之準備等的魔法規範書。許多這些作品中包含了「幽靈目錄」。在古魔法書之中，最著名的也許是《所羅門之鑰》。這些書大約首次出現於十六世紀至十七世紀之間，儘管它們也許更古老，而且含有極少量的羅馬、希臘、巴比倫、後期埃及和蘇美儀式。

結手禮（Handfasting）：威卡教、非基督教或吉普賽婚禮。更廣義的說，係指任何婚禮或隆重的訂婚禮。

藥草（Herb）：用於魔法的植物。藥草通常帶有濃烈的氣味，並且因其特殊能量而受重視。它的形式包括樹、蕨類、草、海帶、蔬菜、水果和開花植物。

藥草學（Herbalism）：為了醫藥、妝品、儀式和烹飪目的，而進行的栽培、採集和使用植物的活動。參見**藥草魔法**（見下一條）。

藥草魔法（Herb Magic）：引導植物內部所蘊含的能量，以創造所需的改變。是**魔法**（p.252）的一個分支。施法者也會利用**個人力量**（p.253）和其他形式的能量，像是顏色、蠟燭、石頭、聲音、手勢和動作。

下咒（Hex）：參見**詛咒**（p.249）。

火炬節／立春（Imbolc）：威卡教節日，慶祝於二月二日。火炬節（立春）慶祝春天的第一縷氣息，是執行魔法的傳統時機。

男魅魔（Incubus）：一種男性惡魔或邪靈，據稱他們會色誘及傷害婦女。參見**女魅魔**（p.254）。

泡製（Infusion）：利用將藥草浸在熱燙的水中（但未達滾沸的程度）來製成液體。藥水或藥劑。

召請（Invocation）：向特定的神祇提出請求或祈求。一種祈禱式。在**儀式**（p.253）中請求神祇現身或降臨。或者是能夠使我們意識到內在神祇的一種秘術。

好運（Luck, Good）：做出適時的正確選擇、表現出正確行為，以及處於正面局勢的個人能力。「壞運」源自於無知和不願意承擔責任。

豐收節／立秋（Lughnasadh）：威卡教於八月一日舉行的慶典。豐收節（立秋）代表著一年裡的初次收成，也象徵著太陽能量的衰弱。

秋分（Mabon）：大約在九月二十一日前後，是秋季的晝夜平分點，威卡教慶祝第二次收成。秋天即將轉變為冬天的時候。感謝與反省的時節。

魔法（Magic）：創造所需變化的自然能量（例如**個人力量**〔p.253〕）的變動。能量存在於萬物之中，包括我們本身、植物、石頭、顏色、聲音、運動。魔法是喚醒或增強這個能量的步驟，賦予它一個目的，然後釋放它。魔法是自然的，而非超自然的操作，儘管沒多少人能了解到這一點。參見**藥草魔法**（p.251）。

魔法圈（Magic Circle）：由**個人力量**（p.253）所建構而成的一個範圍，威卡儀式通常在此範圍裡舉行。這一詞彙指的是，能夠穿透地面的圓圈，因為它能從自己開始向上和向下延伸。它是透過**觀想**（p.254）和**魔法**（p.252）而被創造出來。

冥想（Mediation）：反省、沉思，向內探索自我，或向外探索神祇或自然。在此寧靜時刻裡，冥想者的思緒會專注於特定的想法或事件的意義上，要不然就是允許它們不請自來。

夏至（Midsummer）：通常在六月二十一日或那天前後，是威卡教的節日之一，也是施行**魔法**（p.252）的絕佳夜晚。夏至代表著一年裡太陽象徵性地來到力量高點的那一天，是一年裡白天最長的一天。

不可燃薰香（Noncombustible Incense）：複合物裡不含硝酸鉀的薰香，需要藉著熱來釋放其香氣。參見**可燃薰香**（p.249）。

春分（Ostara）：發生於春季晝夜平分點的威卡節日（大約在三月二十一日左右），代表著真正春天的開始。慶祝大地回復富饒的火節慶，是適合魔法的時節。

異教徒（Pagan）：英文 pagan 源自拉丁文的 paganus（鄉村居民）。今日用來泛指威卡教及其他魔法教、巫教和多神教的徒眾。

五角星（Pentagram）：有五個角的基本星形，觀想時其中一角朝上。五角星代表五種智慧，即五大元素（土、風、火、水和阿卡夏），也代表手和人體。它是一種保護性的符號，自古老的巴比倫時代就開始使用。今日往往讓人聯想到威卡教。象徵力量的符號。

個人力量（Personal Power）：是指支援我們身體的能量，可用於**魔法**（p.252）中。

通靈心智（Psychic Mind）：潛意識或無意識的心智，我們在其中接受超自然的刺激。通靈心智在我們睡覺、做夢和沉思時運作。**占卜**（p.249）是利用**意識心智**（p.249）來聯繫通靈心智的一種儀式。感應（Intuition）是用來描述那些意外接觸到意識心智的心靈資訊的詞語。**通靈**（見下一條）是用來描述在一個狀態中，意識心智可接觸到來自通靈心智的資訊。

通靈（Psychism）：有意識地進入心靈狀態的行為。**儀式意識**（見本頁）是通靈的其中一種形式。

輪迴轉世（Reincarnation）：重生的學說。以人類形式重製化身的過程，以達成無性的不朽靈魂之演進

儀式（Ritual）：典禮。特殊形式的活動，操作或運用物件，或是用來製造出想要的效果的內心程序。在宗教上，儀式的目的在於與神明結合。在**魔法**（p.252）上，儀式會製造出特定的意識狀態，好讓魔法師將能量輸入到需要的目標裡。**施咒**（p.254）是一種魔法儀式。

儀式意識（Ritual Consciousness）：成功施展**魔法**（p.252）所必需的特定意識狀態。魔法師利用**觀想**（p.254）和**儀式**（見上一條）來達成儀式意識，在這個狀態裡，**意識心智**（p.249）和**通靈心智**（見本頁）獲得調和，魔法師從其中感應到能量，並賦予能量一種效果，然後向魔法目標釋放能量。它是一種感應力的增強、非物質世界的察覺力之擴張、與自然和所有神祇概念背後的力量之連結。

年輪慶典（Sabbat）：按太陽運行而訂的威卡教節日。參見**朔火節（立夏）**（p.249）、**火炬節（立春）**（p.251）、**豐收節（立秋）**（p.251）、**秋分**（p.251）、**夏至**（p.252）、**春分**（p.252）、**薩溫節（立冬）**（p.254）和**冬至**（p.255）。

香包（Sachet）：裝著藥草的布袋。在**藥草魔法**（p.251）中，香包是用來裝藥草混合物的，如此便可以慢慢釋放出藥草混合物的能量，藉以達成特定的魔法目標。

薩溫節／立冬（Samhain）：在十月三十一日慶祝的威卡教節日。薩溫節（立冬）是在進入極寒的冬天前收集能量的日子。古時候適合執行魔法的夜晚。

顯像占卜（Scry, To）：凝視著一個物體（結晶體表面、水池、能映像的鏡面、燭火）以暫停**意識心智**（p.249），然後與**通靈心智**（p.253）產生聯繫。這讓占卜者得以透過五大元素之外的東西，在事情實際發生前預先得知，或察覺從前的、遙遠的、即時的事件。**占卜**（p.249）的一種形式。

施咒（Spell）：一種魔法**儀式**（p.253），在本質上通常是非宗教性的，並且往往伴隨口說文字。

女魅魔（Succubus）：女性的邪靈或惡魔，據說會色誘和傷害男性。一度可能成為夢遺的理論性解釋。參見**男魅魔**（p.251）。

幸運符（Talisman）：一種物體，例如紫水晶，在儀式上具備了為持有者吸引特定威力或能量的力量。參見**護身符**（p.248）。

花草精（Tincture）：把植物素材浸泡在乙醇裡而製成的芳香液體（或浸泡在蘋果醋裡做成藥用酊劑）。

觀想（Visualization）：形成心理影像的過程。魔法觀想包含了在**儀式**（p.253）中形成所需目標的影像。觀想也用於為了各種目的而使用**魔法**

（p.252）時，導引**個人力量**（p.253）和自然能量，包括**授能**（p.250）和形成**魔法圈**（p.252）。它屬於**意識心智**（p.249）的一項功能。

威卡教（Wicca）：當代的非基督教，最早表現出對自然的深深敬畏。威卡教將神祇分為女神和男神，因此它是多神崇拜的宗教。它也相信**魔法**（p.252）和**輪迴轉世**（p.253）。有些威卡教徒認同自己是巫師。

威卡教徒／威卡教的（Wiccan）：**威卡教**（p.254）的追隨者／跟威卡教有關的事物。

巫師（Witch）：古時候及基督教存在之前的歐洲民俗魔法執行者，特別與**藥草**（p.251）和**藥草學**（p.251）有關。**巫術**（見下一條）執行者。後來，這一詞彙的意義被蓄意扭曲成表示發狂、危險、超自然的人或東西，他們會施展破壞性魔法，並且威脅到基督教。這種轉變在有組織的宗教裡造成了政治、財產和性別方面的一些變革，但是並未影響到巫師所從事的工作。這個後來產生但不正確的意義，仍被許多非巫術執行者所接受。有些威卡信徒會用這一詞來形容自己。

巫術（Witchcraft）：**巫師**（見上一條）之術，尤其指運用**個人力量**（p.253）在石頭、藥草、顏色和其他自然物件裡結合能量的魔法。有些威卡教的追隨者會用這一詞彙來表明他們的宗教，這令教外人士感到相當困惑。

草（Wort）：表示**藥草**（p.251）的古字。艾草（mugwort）一詞中就保留了這個字根。

冬至（Yule）：在十二月二十一日左右慶祝的**威卡教**（p.254）節日，代表大地女神生下了太陽神，是困頓的冬季裡值得歡樂和慶祝的時刻。

附錄 2：顏色能量表

在選擇施咒用的蠟燭、為沐浴鹽染色，以及為你的藥草成品設計整個儀式時，可以使用這個關於顏色及其能量的列表。雖然這些儀式關係是普遍被接受的，但在想法上還是存在著差異。顏色就其本身來說，就是一種魔法系統。

白色：保護、淨化、和平、真相、真誠。

紅色：保護、力氣、健康、活動、情慾、性慾、激情、勇氣、驅邪。

黑色：吸收和摧毀負面事物、療癒嚴重疾病、驅趕某物。

淡藍色：平靜、療癒、耐心、幸福。

深藍色：改變、彈性、潛意識、通靈、療癒。

綠色：財務、金錢、豐富、繁榮、成長、幸運、受僱。

灰色：中性。

黃色：才智、吸引力、學習、說服力、信心、占卜。

棕色：為動物施法、療癒動物、家。

粉紅色：戀情、榮譽、品行、友誼。

橘色：適應性、刺激、吸引。

紫色：力量、療癒嚴重的疾病、靈性、冥想。

附錄 3：植物名稱索引

　　普遍的名稱就是那麼的 —— 普遍。植物名稱因國家而異，甚至因地區而異。變化多端的名稱很令人困惑，因此，我把在本書中出現過的植物整理成一張表，並且附上它們的拉丁學名以利識別。

　　因為諸多因素，很難對有些植物做正確的判別。遇到這種情況，我只給予植物的屬名。

　　我依照植物的安全性來做標示。標示（✕）的植物絕對不能吃，標示（△）的植物應小心使用，因為它們可能對某些特殊健康狀況的人產生不良影響（例如，糖尿病、使用單胺氧化酶抑制劑、腎臟病等）。標示（＋）的植物不能於懷孕或哺乳期間使用。

安全性標示	中文名	英文名	拉丁學名
	阿拉伯膠，阿拉伯膠樹	Acacia, Gum	*Acacia Senegal*
✕	歐洲烏頭	Aconite	*Aconitum napellus*
△	橡子（橡樹的果實）	Acorn	*Quercus alba*
	龍芽草	Agrimony	*Agrimonia eupatoria*
	多香果	Allspice	*Pienta officinalis* 或 *P. dioica*
	杏仁	Almond	*Prunus dulcis*
	沉香	Aloe, Wood	*Aquilaria agollocha*
	千穗谷	Amaranth	*Amaranthus hypochondriacus*
	香葵	Ambrette	*Hibiscus abelmoschus*
△＋	歐白芷	Angelica	*Angelica archangelica*
	大茴香	Anise	*Pimpinella anisum*

安全性標示	中文名	英文名	拉丁學名
	蘋果	Apple	*Pyrus spp.*
	杏桃	Apricot	*Prunus armeniaca*
	金合歡膠，阿拉伯金合歡樹	Arabic, Gum	*Acacia vera*
	阿魏	Asafoetida	*Ferula asafetida*
	歐洲梣樹	Ash	*Fraxinus excelsior; F. Americana*
	歐亞路邊青	Avens	*Geum urbanum*
	滿天星	Baby's Breath	*Gypsophila paniculata*
✕	基列香膏	Balm of Gilead	*Commiphora opobalsamum*
	大麥	Barley	*Hordeum spp.*
+	羅勒	Basil	*Ocimum Basilicum*
	月桂	Bay	*Laurus nobilis*
	楊梅	Bayberry	*Myrica spp.*
	芳香樹膠	Bdellium, Gum	*Bursera spp.*
	甜菜	Beet	*Beta vulgaris*
✕	顛茄	Belladonna	*Atropa belladonna*
	安息香樹	Benzoin	*Styrax benzoin*
+	佛手柑	Bergamot	*Mentha citrate*
	藥水蘇	Betony, Wood	*Betonica officinalis*
	樺樹	Birch	*Betula alba*
	馬兜鈴	Birthwort	*Aristolochia clematitis*
	拳參	Bistort	*Polygonum bistorta*
	黑莓	Blackberry	*Rubus villosus*
✕	聖誕玫瑰	Black Hellebore	*Helleborus niger*
✕	龍葵	Black Nightshade	*Solanum nigrum*

安全性標示	中文名	英文名	拉丁學名
	黑胡椒	Black Pepper	*Piper nigrum*
	紅茶茶樹	Black Tea	*Thea sinensis*
△＋	墨角藻	Bladderwrack	*Fucus visiculosis*
	金雀花	Broom	*Cytisus scoparius*
✕	瀉根、葫蘆瀉根	Bryony	*Bryony spp.*
＋	南非香葉木	Buchu	*Agathosma betulina or Baromsa betulina*
	卡加那	Cachana	*Liatris punctate*
	新風輪草	Calamint	*Calamintha spp.*
✕	菖蒲	Calamus	*Acorus calamus*
	洋甘菊（懷孕及哺乳者可使用德國洋甘菊）	Camomile	*Anthemis nobilis*
✕	樟樹（樟腦）	Camphor	*Cinnamomum camphora*
	續隨子	Caper	*Capparis spinose*
	葛縷子	Caraway	*Carum carvi*
	小荳蔻	Cardamon	*Elettario cardamomum*
✕	康乃馨	Carnation	*Dianthus carophyllus*
	桂皮	Cassia	*Cinnamomum cassia*
	蓖麻	Castor	*Ricinus communis*
＋	貓薄荷	Catnip	*Nepeta cataria*
	卡宴辣椒	Cayenne	*Capsicum frutescens*
	雪松	Cedar	*Cedrus libani* 或 *Cedrus spp.*
	菊苣	Chicory	*Chicorium intybus*
	菊	Chrysanthemum	*Chrysanthemum spp.*

安全性標示	中文名	英文名	拉丁學名
	肉桂	Cinnamon	*Cinnamomum zeylanicum*
	委陵菜	Cinquefoil	*Potentilla canadensis 或 P. reptans*
	香櫞	Citron	*Citrus medica*
	丁香	Clove	*Syzgium aromaticum 或 Carophyllus aromaticus*
△＋	三葉草	Clover	*Trifolium spp.*
	東北石松	Club Moss	*Lycopodium clavatum*
	椰子	Coconut	*cocos nucifera*
✕	聚合草	Comfrey	*Symphytum officinale*
	柯巴樹	Copal	*Bursera spp.*
	芫荽	Coriander	*Coriandrum sativum*
	玉米	Corn	*Zea mays*
	脂香菊	Costmary	*Balsamita major*
	木香	Costus	*Aplotaxis lappa*
	荷蘭番紅花	Crocus	*Crocus vernus*
	蓽澄茄	Cubeb	*Piper cubeb*
	黃瓜	Cucumber	*Cucumis sativus*
	孜然	Cumin	*Cumimum cyminum*
＋	絲柏	Cypress	*Cupressus sempervirens*
	透納樹葉	Damiana	*Turnera diffusa 或 T. aphrodisiaca*
✕	顛茄	Deadly Nightshade	*Solanum spp.*
✕	鹿舌草	Deerstongue	*Frasera speciosa 或 Liatris odoratissimus*
	蒔蘿	Dill	*Anethum graveolens*

安全性標示	中文名	英文名	拉丁學名
	克里特白蘇	Dittany of Crete	*Dictamus origanoides*
	大羊蹄	Dock	*Rumex spp.*
	山茱萸	Dogwood	*Cornus florida*
	龍血（麒麟竭或龍血樹果實滲出的樹脂）	Dragon's Blood	*Daemonorops draco* 或 *Draceaena spp.*
	接骨木	Elder	*Sambucus Canadensis*
✕	藍桉	Eucalyptus	*Eucalyptus spp.*
✕	大戟	Euphorbium	*Euphorbia spp.*
	小米草	Eyebright	*Euphrasia officinalis*
	茴香	Fennel	*Foeniculum vulgare*
✕	蕨類	Fern	
△	亞麻	Flax	*Linum usitatissimum*
	旋覆花	Fleawort	*Inula conyza*
	乳香	Frankincense	*Boswelia carterii*
	球果紫堇	Fumitory	*Fumaria officinalis*
	高良薑	Galangal	*Alpina officinalis* 或 *A. galangal*
	五倍子（也許是白櫟樹／白橡樹的果實？）	Gall nuts	
	梔子花	Gardenia	*Gardenia spp.*
	大蒜	Garlic	*Allium sativum*
✕	天竺葵	Geranium	*Pelargonium spp.*
	薑	Ginger	*Zingiber officinalis*
	天堂籽	Grains of Paradise	*Aframomum meleueta*
	葡萄	Grape	*Vitis vinifera*

安全性標示	中文名	英文名	拉丁學名
	葡萄柚	Grapefruit	*Citrus paradise*
	金錢薄荷	Ground Ivy	*Nepeta hederacea*
	阿拉伯膠	Gum Acacia	*Acacia Senegal*
	氨樹膠	Gum Ammoniac	*Ferula spp.*
	金合歡膠	Gum Arabic	*Acacia vera*
	芳香樹膠	Gum Bdellium	*Bursera spp.*
	薰陸香	Gum Mastic	*Pistachia lentiscus*
	司格蒙旋花脂	Gum Scammony	*Convolvulus scammonia*
	紫雲英樹膠	Gum Tragacanth	*Astragalus gummifer*
	榛樹	Hazel	*Corylus spp.*
	帚石楠	Heather	*Calluna spp.* 或 *Erica spp.*
✕	天芥菜	Heliotrope	*Heliotropium europaeum* 或 *H. arborescens*
✕	聖誕玫瑰	Hellebore, Black	*Helleborus niger*
✕	毒參	Hemlock	*Conium maculatum*
△	大麻	Hemp	*Cannabis sativa*
✕	天仙子	Henbane	*Hyoscyamus niger*
	木槿	Hibiscus	*Hibiscus spp.*
	冬青	Holly	*Ilex aquifolium* 或 *I. opaca*
	忍冬	Honeysuckle	*Lonicera caprifolium*
△	蛇麻	Hops	*Humulus lupulus*
＋	歐夏至草	Horehound	*Marrubium vulgare*
✕	風信子	Hyacinth	*Hyacinthus orientalis*
	牛膝草	Hyssop	*Hyssopus officinalis*
	鳶尾花	Iris	*Iris spp.*
	鹿角菜	Irish Moss	*Chondrus crispus*

安全性標示	中文名	英文名	拉丁學名
✕	常春藤	Ivy	*Hedera spp.*
	茉莉	Jasmine	*Jasminum officinale* 或 *J. odoratissimum*
△+	杜松	Juniper	*Juniperus communis*
	卡瓦胡椒	Kava Kava	*Piper mehtysticum*
	海帶（包括墨角藻）	Kelp	*Fucus visiculosis*
	粉節草	Knotgrass	*Polygonum aviculare*
	薰衣草	Lavender	*Lavendula officinale* 或 *L. vera*
	檸檬	Lemon	*Citrus limon*
	檸檬香蜂草	Lemon Balm	*Melissa officinalis*
+	檸檬香茅	Lemongrass	*Cymbopogon citratus*
	檸檬馬鞭草	Lemon Verbena	*Lippia citriodora*
△+	甘草	Licorice	*Glycyrrhiza glabra*
	紫丁香	Lilac	*Syringa vulgaris*
	百合	Lily	*Lilium spp.*
	萊姆	Lime	*Cirtus limetta*
	蓮花	Lotus	*Nymphaea lotus*
	圓葉當歸	Lovage	*Levisticum officinale*
	羽扇豆	Lupine	*Lupinus spp.*
△	肉荳蔻皮	Mace	*Myristica fragrans*
	洋玉蘭	Magnolia	*Magnolia spp.*
+	鐵線蕨	Maidenhair fern	*Adiantum pedatim*
	錦葵	Mallow	*Malva spp.*
✕	曼德拉草	Mandrake	*Mandragora officinale*
	楓樹	Maple	*Acer spp.*

安全性標示	中文名	英文名	拉丁學名
	金盞花	Marigold	*calendula officinalis*
	馬鬱蘭	Marjoram	*Origanum majorana* 或 *O. vulgare*
	薰陸香	Mastic, Gum	*Pistachia lentiscus*
	旋果蚊子草	Meadowsweet	*Spiraea filipendula*
	銀葉合歡	Mimosa	*Acacia dealbata*
	溝酸漿	Mimulus	*Mimulus moschatus*
	薄荷	Mint	*Mentha spicata*（綠薄荷或留香蘭）；*M. piperita*（胡椒薄荷）
×	美洲槲寄生	Mistletoe, American	*Phoradendron flavescens*
×	歐洲槲寄生	Mistletoe, European	*Viscum album*
	摩門茶，麻黃	Mormon Tea	*Ephedra spp.*
	東北石松	Moss, Club	*Lycopodium clavatum*
+	艾草	Mugwort	*Artemisia vulgaris*
	毛蕊花	Mullein	*Verbascum Thapsus*
×	菊花	Mums	*Chrysanthemum spp.*
	垂花飛廉	Musk Thistle	*Carduus nutans*
	芥茉	Mustard	*Brassica spp.*
+	沒藥	Myrrh	*Comniphora myrrha*
	香桃木	Myrtle	*Myrtus communis*
×	水仙	Narcissus	*Narcissus fazetta*
	橙花	Neroli	*Citrus aurantium*
	異株蕁麻	Nettle	*Urtica dioica*
	綠花白千層	Niaouli	*Melaleuca viridiflora nigrum*
×	茄屬植物	Nightshade	*Solanum*

安全性標示	中文名	英文名	拉丁學名
△	肉荳蔻	Nutmeg	*Myristica fragrans*
	白櫟木	Oak	*Quercus alba*
	橡木苔	Oakmoss	*Evernia prunastri* 或 *E. furfura-ceae*
	橄欖	Olive	*Olea europaea*
	蘭花	Orchid	*Orchis spp.*
+	香沒藥	Opoponax	*Comniphora erythraceae; var. glabrescens*
	橙	Orange	*Citrus sinensis*
	鳶尾根	Orris	*Iris florentina*
+	奧沙根	Osha	*Ligusticum porteri*
	玫瑰草	Palmarosa	*Cymbopogon martini*
	三色菫	Pansy	*Viola tricolor*
	香芹	Parsley	*Petroselinum sativum*
	西番蓮	Passion Flower	*Passiflora incarnate*
	廣藿香	Patchouly	*Pogostemon cablin* 或 *P. pa-tchouli*
	桃	Peach	*Prunus persica*
+	普列薄荷	Pennyroyal	*Mentha pulegium*
	芍藥	Peony	*Paeonia officinalis*
	黑胡椒	Pepper, Black	*Piper nigrum*
	辣椒	Pepper, Chile	*Capsicum spp.*
	胡椒薄荷	Peppermint	*Mentha piperita*
	胡椒草	Pepperwort	*Lepidium latifolium* 或 *Polygo-num hydropiper?*
△	小蔓長春花	Periwinkle	*Vinca major*
✕	松樹	Pine	*Pinus spp.*

安全性標示	中文名	英文名	拉丁學名
	緬梔花	Plumeria	*Plumeria acutifolia*
	美洲商陸	Pokeberry	*Phytolacca Americana*
	石榴	Pomegranate	*Punica granatum*
	白楊	Poplar	*Populus tremuloides*
	罌粟	Poppy	*Papaver spp.*
	歐洲報春花	Primrose	*Primula vulgaris*
✕	毛茛	Ranunculus	*Ranunculus spp.*
△	紫檀	Red Sandalwood	*Sanicula marilandica*
	紅蘇合香	Red Storax	*Styrax spp.*
△＋	大黃	Rhubarb	*Rheum spp.*
	玫瑰	Rose	*Rosa spp.*
	玫瑰天竺葵	Rose Geranium	*Pelargonium graveolens*
	迷迭香	Rosemary	*Rosmarinus officinalis*
＋	花楸	Rowan	*Sorbus acuparia*
＋	芸香	Rue	*Ruta graveolens*
	番紅花	Saffron	*Crocus sativus*
	沙加賓	Sagapen	*？（參見幽靈薰香 #2）*
	鼠尾草	Sage	*Salvia officinalis*
	山艾	Sagebrush	*Artemesia spp.*
	聖約翰草	St. John's Wort	*Hypericum perforatum*
△	檀香	Sandalwood	*Santalum album*
	菝葜	Sarsaparilla	*Smilax aspera*
	檫樹	Sassafras	*Sassafras albidum*
	史雷納脫普	Selenetrope	*？（參見月亮薰香 #2）*
	芝麻	Sesame	*Sesamum orientale*

安全性標示	中文名	英文名	拉丁學名
	玉竹	Solomon's Seal	*Polygonatum officinale* 或 *P. multiflorum*
	綠薄荷	Spearmint	*Mentha spicata*
	美洲楤木	Spikenard	*Nardostachys jatamansi*
	八角	Star Anise	*Illicum verum*
△	非洲茉莉	Stephanotis	*Stephanotis floribunda*
	蘇合香	Storax	*Liquidambar orientalis*
	草莓	Strawberry	*Fragaria vesca*
	麝香阿魏	Sumbul	*Ferula sumbul*
	向日葵	Sunflower	*Helianthus annuus*
△	菖蒲	Sweet Flag	*Acorus calamus*
	茅香	Sweetgrass	*Hierochloe odorata*
	香豌豆	Sweet Pea	*Lathrys odoratus*
	檉柳	Tamarisk	*Tamarix spp.*
	橘	Tangerine	*Citrus reticulate*
+	菊蒿	Tansy	*Tanacetum vulgare*
	塔普蘇巴巴圖	Tapsus barbatu	*無法得知。也許是 Taxus baccata（紅豆杉）的誤譯，並且就這樣流傳了幾世紀。Barbatus 的意思是「帶刺的或有芒的」，但並不是有用的線索。我真的不知道。*
	龍蒿	Tarragon	*Artemesia dracunculus*
	紅茶茶樹	Tea, Black	*Thea sinensis*
	薊	Thistle	*Carduus spp.*
	百里香	Thyme	*Thymus vulgaris*
	朱蕉	Ti	*Cordyline terminalis*
△	菸草	Tobacco	*Nicotiana spp.*

安全性標示	中文名	英文名	拉丁學名
✕	零陵香豆	Tonka	*Dipteryx odorata*
	紫雲英樹膠	Tragacanth, Gum	*Astragalus gummifer*
✕	車軸草	Trefoil	*Trifolium spp.*
	晚香玉	Tuberose	*Polianthes tuberosa*
	纈草	Valerian	*Valeriana officinalis*
	香草	Vanilla	*Vanilla aromatica* 或 *V. Planifolia*
	馬鞭草	Vervain	*Verbena officinalis*
+	岩蘭草	Vetivert	*Vetiveria zizanioides*
	香菫菜	Violet	*Viola odorata*
✕	水歐芹	Water Parsnip	*Sium latifolium?*
	小麥	Wheat	*Triticum spp.*
	白柳	White Wilow	*Salix alba*
	白珠樹	Wintergreen	*Gaultheria procumbens*
✕	紫藤	Wisteria	*Wisteria spp.*
✕	歐洲烏頭	Wolfsbane	*Aconitum napellus*
	沉香	Wood Aloe	*Aquilaria agallocha*
	藥水蘇	Wood Betony	*Betonica officinalis*
△	香豬殃殃	Woodruff	*Asperula odorata*
✕	苦艾	Wormwood	*Artemesia absinthium*
+	西洋蓍草	Yarrow	*Achillea millefolium*
	黃雛菊	Yellow Daisies	*也許是 Chrysanthemum leucanthemum*
	北美聖草	Yerba Santa	*Eriodictyon californicum*
+	紅豆杉	Yew	*Taxus baccata*
	依蘭	Ylang-Ylang	*Canaga odorata*

Mystery **33**

Mystery **33**